CONTRIBUTION A L'ÉTUDE

DES ÉTATS CATALEPTIQUES

DANS LES MALADIES MENTALES

PAR

Le Dr Paul LE MAITRE

Ancien interne des Asiles de la Seine
et de l'Infirmerie spéciale de la Préfecture de Police

PARIS

G. STEINHEIL, ÉDITEUR

2, RUE CASIMIR-DELAVIGNE, 2

—

1895

CONTRIBUTION A L'ÉTUDE

DES ÉTATS CATALEPTIQUES

DANS LES MALADIES MENTALES

IMPRIMERIE LEMALE ET Cie, HAVRE

CONTRIBUTION A L'ÉTUDE

DES ÉTATS CATALEPTIQUES

DANS LES MALADIES MENTALES

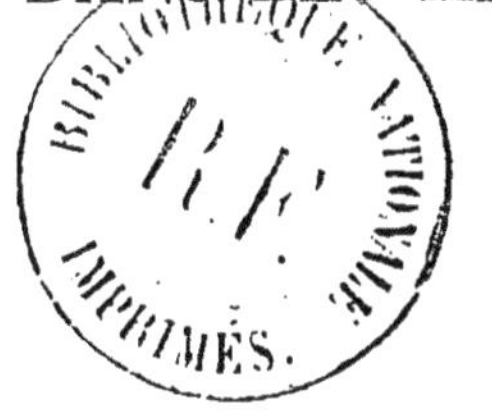

PAR

Le Dr Paul LE MAITRE

Ancien interne des Asiles de la Seine
et de l'Infirmerie spéciale de la Préfecture de Police

PARIS

G. STEINHEIL, ÉDITEUR

2, RUE CASIMIR-DELAVIGNE, 2

—

1895

CONTRIBUTION A L'ÉTUDE
DES ÉTATS CATALEPTIQUES
DANS LES MALADIES MENTALES

INTRODUCTION

Dans la plupart des traités classiques, la catalepsie est considérée comme une névrose, elle est décrite comme une affection spéciale, c'est ainsi que Marcé (1) la définit :

« Une névrose intermittente, apyrétique, caractérisée par des accès de durée variable pendant lesquels il y a suspension de l'entendement et de la sensibilité et aptitude des muscles de la vie animale à recevoir et à garder les divers degrés de contraction qu'on leur imprime. »

Au contraire, certains auteurs, tels que Falret et Lasègue en France, Arndt, Svetlin, Rieger en Allemagne, ne considèrent l'état cataleptique que comme un symptôme.

En effet, les observations de catalepsies idiopathiques sont peu nombreuses et datent presque toutes d'une époque où l'étude de l'hystérie était peu avancée, où le diagnostic de cette névrose était vague et ne reposait nullement sur la recherche des stigmates décrits par l'école de la Salpêtrière. D'autre part, le nombre des cas de catalepsies symptomatiques augmente chaque jour, on en a décrit dans la

(1) Marcé. *Dictionn. de médecine et de chirurgie pratiques.* Art. Catalepsie, 1867.

fièvre typhoïde, dans l'urémie, dans les fièvres intermittentes, dans le rhumatisme articulaire aigu.

Nous nous proposons d'étudier dans ce travail celles qui surviennent dans le cours des maladies mentales. Dans la grande majorité des cas, l'hystérie ne prend aucune part à leur production ; aussi serons-nous très bref sur les catalepsies hystériques ; ce sont d'ailleurs les mieux connues de toutes les catalepsies symptomatiques, car des auteurs éminents les ont étudiées magistralement. Nous voudrions seulement essayer de montrer que ces états cataleptiformes, qu'on observe chez les aliénés, sont sous la dépendance d'un certain état psychique et qu'ils n'ont que la valeur d'un symptôme, pouvant se développer dans la plupart des maladies mentales.

Nous adopterons, dans ce but, l'ordre suivant :

Dans un premier chapitre, nous ferons connaître les travaux des auteurs qui ont étudié les rapports de la catalepsie et des psychoses.

Dans un second chapitre, nous décrirons les caractères généraux des états cataleptiques, qui surviennent au cours des psychoses.

Nous essayerons ensuite de montrer que des phénomènes cataleptiques peuvent se développer dans toute maladie mentale.

Nous consacrerons ainsi :

Le chapitre III   au délire alcoolique ;
    »   IV   à la mélancolie ;
    »   V   à la confusion mentale ;
    »   VI   à la manie ;
    »   VII   aux formes périodiques ;
    »   VIII à la dégénérescence mentale ;
    »   IX   aux démences ;
    »   X   à l'épilepsie ;
    »   XI   à l'hystérie.

Nous exposerons dans le douzième chapitre l'essai tenté par Kahlbaum de créer une maladie nouvelle, la Catatonie, et nous montrerons que les états cataleptiques, loin de devoir être rattachés à une entité morbide spéciale, ne sont en général qu'un signe de stupeur, se développant sur le terrain de l'hérédité. Puis, après avoir fait dans un dernier chapitre quelques remarques sur la simulation des phénomènes cataleptiques, nous terminerons par les conclusions.

Mais avant de commencer ce travail, nous voudrions profiter de l'occasion qui nous est offerte pour remercier tous ceux qui, dans le cours de nos études médicales, ont bien voulu seconder nos efforts.

M. le Dr Garnier, médecin en chef de l'infirmerie spéciale de la Préfecture de police, dont nous sommes l'interne, voudra bien recevoir l'expression de notre reconnaissance, pour l'intérêt qu'il a bien voulu prendre à cette thèse et les conseils que sa longue expérience lui a permis de nous donner.

Nous sommes tout particulièrement obligé à notre maître, M. le Dr Paul Dubuisson, d'avoir bien voulu nous conserver comme interne pendant deux années dans son service de Ste-Anne.

Que MM. les docteurs Gouraud, Richelot, Peyrot, médecins des hôpitaux ; que MM. les docteurs Legrain, Marandon de Montyel, médecins des asiles, reçoivent l'assurance de notre respectueuse et profonde gratitude.

Nous adressons tous nos remerciements à M. le Dr Toulouse, chef de clinique, pour l'obligeance avec laquelle il nous a prodigué ses conseils.

M. le professeur Joffroy, qui nous a fait l'honneur d'accepter la présidence de notre thèse, voudra bien agréer l'hommage de notre reconnaissance.

CHAPITRE PREMIER

Historique.

C œ l i u s A u r e l i a n u s, Arétée, Aëtius ont connu et décrit
nettement les signes de la catalepsie ; mais G a l i e n (1) est le seul
de tous les auteurs anciens qui semble avoir reconnu sa coexistence
avec des troubles mentaux. Il croit dans certains cas de cette maladie
à une lésion de l'intelligence ; il la désigne sous le nom de « mentis
stupor » ou encore « imaginatricis læsio ». Il trouve l'explication de
ces faits dans un refroidissement avec sécheresse de l'organe sensible
par excellence, c'est-à-dire du cerveau.

Pendant tout le moyen âge, l'histoire de la catalepsie est confondue
avec celle de la sorcellerie et de la démonographie. Les cataleptiques
sont considérés comme des possédés, nul ne songe à expliquer leur
état par des causes scientifiques.

On ne trouve dans la littérature médicale du seizième et du dix-
septième siècle que des observations de catalepsie fort obscures. Les
auteurs se laissent entraîner aux aberrations théoriques les plus
étranges. Pour S e n n e r t, S c a l i g e r, S y l v i u s, elle est due à un
épaississement des esprits animaux ; pour F e r n e l, à un mélange de
pituite et de bile jaune qui fait irruption dans le cerveau.

L'histoire des rapports de la catalepsie avec les psychoses ne
commence guère qu'au dix-huitième siècle.

Une malade de D i o n i s (2), Elisabeth Delvigne, était atteinte à la
fois de monomanie religieuse, d'hallucinations, d'extase et de catalepsie.

D e i d i e r (3) cite le cas d'un jeune homme de 15 ans, d'un tempérament mélancolique et naturellement stupide, qui fut attaqué d'une

(1) GALIEN. Comm. II in *Hipp. Præd.* Édit. Kuhn, t. XVI, p. 682-684.
(2) DIONIS. *Dissert. sur la mort subite et la catalepsie.* Paris, 1709 et 1718.
(3) DEIDIER. *Mémoires de Trévoux*, 1711-1714.

fièvre maligne suivie d'une affection comateuse. Je le croyais apoplectique, dit-il, lorsque m'avisant de lui soulever les membres, je le trouvai cataleptique avec flexibilité dans les muscles. Pour Deidier, la catalepsie dépend d'un relâchement des fibres de l'emporium qui ne sauraient recevoir les impressions extérieures à l'occasion desquelles l'âme sent, et qui permettent pourtant aux esprits animaux de couler librement dans toutes les parties où ils peuvent être déterminés indépendamment de la volonté.

Sauvages (1) emploie dans sa nosologie les expressions de catalepsis melancholica, catalepsis delirans.

On trouve dans Boerhave (2) une observation de catalepsie chez un homme fort mélancolique auquel il arrivait fréquemment de rester immobile, sans voix, insensible à toutes les excitations du dehors ; dans Guisard (3), celle d'un état cataleptique consécutif à l'épilepsie.

Marx (4) nous rapporte le cas d'un domestique qui, ayant vu tout à coup la maison de son maître enflammée, en fut si effrayé qu'il tomba dans une catalepsie qui dura longtemps, ensuite il devint stupide et finit par être maniaque.

Au commencement de ce siècle l'histoire de la catalepsie entre dans une phase définitivement scientifique. La plupart des auteurs de cette époque essayent de la rattacher à l'hystérie ; quelques-uns la signalent comme pouvant survenir au cours des psychoses, mais ils ne donnent pas de conclusions exactes sur les rapports qui peuvent exister entre les deux états pathologiques (Henry, Rieder, Debrayne, Gauvin, Renard).

L'observation de Bousch, laissée par Sarlandière (5) en 1816, se rapporte à un malade nettement aliéné ; elle fit beaucoup de bruit à l'époque où elle parut, et passa longtemps pour la plus longue catalepsie qu'on ait jamais observée ; elle avait duré six mois.

Pinel (6) dans sa nosographie philosophique, décrit sous le nom de névroses comateuses : l'apoplexie, l'épilepsie et la catalepsie. Il reconnaît que celle-ci attaque plus particulièrement les individus sensibles

(1) SAUVAGES. *Nosologie médicale*, 1742.
(2) BOERHAVE. *Prax. medica.*, t. IV, 1753.
(3) GUISARD. *Prat. de chir.*, t. II, 1747.
(4) MARX. *De spasmis*, 1763.
(5) SARLANDIÈRE. *Bull. Soc. médic. d'émulation*, 1816.
(6) PINEL. *Nosographie philosophique*, 1818, t. III, p. 72.

et mélancoliques, ceux qui ont l'habitude de la retraite, de la méditation ; elle survient assez fréquemment à la suite d'affections morales très vives, de fortes contentions d'esprit, d'excès de travail.

La catalepsie est également considérée par J. Bouillaud (1) comme une névrose, pouvant amener chez les individus qui en sont atteints une disposition à d'autres affections cérébrales telles que l'épilepsie, les hallucinations, la folie. Pour cet auteur, la catalepsie serait donc l'élément principal, la véritable maladie ; les hallucinations, la folie, n'en seraient que des symptômes.

C'est une opinion exactement inverse qu'expriment Georget et Calmeil (2) en 1834. « La catalepsie, disent-ils, est une complication assez fréquente de la monomanie. Nous avons nourri pendant près de trois mois à l'aide d'une sonde œsophagienne un jeune monomaniaque cataleptique qui conservait une immobilité parfaite pendant qu'on injectait par le nez les matières alimentaires liquides. Sur quelques insensés les phénomènes cataleptiques ont pour cause une lésion de la volonté, et alors telle est la puissance des idées fixes qu'elles portent le sujet à conserver plusieurs heures de suite les mêmes attitudes. Un pharmacien jeune encore tombe dans le délire partiel pendant plus d'un an, son attention semble absorbée par des idées fixes et chaque jour il lui arrive soit en marchant, soit en s'habillant, soit au commencement de son repas, de prendre des poses musculaires parfois très fatigantes et qu'il conserve souvent pendant vingt minutes, une heure, plusieurs heures. » Ils terminent en concluant que les accidents qui constituent la catalepsie se rattachent à une triple lésion de la sensibilité, de l'intelligence et des mouvements.

Le traité de Bourdin (3) et le mémoire de Puel (4) étaient à leur époque des ouvrages complets sur la catalepsie.

Bourdin pense que les affections qui s'accompagnent le plus souvent de catalepsie sont celles qui ont avec elle des rapports de nature et de siège, une sorte de ressemblance éloignée dans les symptômes. De ce nombre sont la mélancolie, la démence, l'idiotisme, la manie,

(1) J. BOUILLAUD. *Dictionn. de médecine et de chirurgie pratiques*, 1830, article Catalepsie.
(2) GEORGET et CALMEIL. *Dictionn. de médecine*, 1834, article Catalepsie.
(3) BOURDIN. *Traité de la catalepsie*, 1841.
(4) PUEL. De la catalepsie. *Mémoires de l'Académie*, t. XX, 1856.

le somnambulisme, le tétanos, l'hystérie, la fièvre intermittente. Il rapporte ainsi l'observation d'un jeune homme atteint de manie chronique qui présenta plusieurs accès de catalepsie.

Pour Puel, la manie a été signalée comme l'affection succédant le plus souvent à la catalepsie. Il a vu lui-même des passages fréquents du délire à la catalepsie et de la catalepsie au délire, « mais ces sortes de substitutions n'ont jamais présenté le caractère de permanence qui seule pourrait les caractériser et l'histoire de ces transformations appelle encore de nouvelles études ».

Favrot dans sa thèse sur la catalepsie (1), l'extase, l'hystérie, n'est pas plus explicite.

En 1852 Skoda (2) publie une observation fort intéressante d'état cataleptique chez une jeune fille de 16 ans, mélancolique.

J. Falret (3), en 1857, décrit l'état cataleptique comme un symptôme. Pour cet auteur on a réuni sous le nom de catalepsie, des faits qui diffèrent singulièrement les uns des autres, non seulement par l'ensemble de leurs symptômes et par leur marche, mais par le caractère qui seul permet de les rapprocher et que par conséquent, dans la description qu'on a donnée jusqu'ici de cette affection, on a fait plutôt l'histoire d'un symptôme que d'une maladie véritable. D'après Falret, l'état cataleptique peut ainsi se produire dans des conditions très diverses. Le plus souvent il dépend de l'hystérie, mais il survient également chez les aliénés, chez les maniaques aussi bien que chez les mélancoliques. Il est aussi quelquefois le symptôme précurseur d'une maladie grave, telle que l'apoplexie ou l'épilepsie.

Mesnet (4) a vu aussi plusieurs fois l'état cataleptique s'adjoindre à la manie et à la mélancolie avec stupeur.

C'est surtout chez les hystériques que Lasègue (5) a étudié la catalepsie, mais ses travaux nous intéressent à plus d'un titre, car il a donné des conclusions précises sur la pathogénie de l'affection.

(1) FAVROT. *De la catalepsie, de l'extase et de l'hystérie.* Th. de Paris, 1844, n° 10.

(2) SKODA. *Zeitschrift der Gesellschaft der Aerzte von Wien,* 1852.

(3) FALRET. De la catalepsie. *Archives générales de médecine,* 5e série, t. X, 1857.

(4) MESNET. Études sur le somnambulisme au point de vue pathologique. *Arch. génér. de médecine,* 1860.

(5) LASÈGUE. Des catalepsies partielles et passagères. *Arch. génér. de médecine.* octobre 1865.

Pour lui la catalepsie est un état où par une contradiction toute maladive la tension musculaire est persistante en même temps que la sensibilité à la fatigue est annulée. Lasègue a en outre décrit des catalepsies partielles et passagères chez des malades qu'il ne considérait pas comme des hystériques et qui, pour beaucoup d'aliénistes, représentent des cas de confusion mentale.

Pour Marcé (1) la catalepsie peut se rencontrer dans la paralysie générale. Associée à la manie, à la mélancolie, aux hallucinations, elle imprime à la maladie une marche lente et incertaine et doit toujours faire craindre le passage à l'état chronique.

Pour Morel (2) elle se rattache d'une manière intime à l'histoire des folies épidémiques, à celle du délire religieux, surtout avec concentration prolongée, exclusive de la pensée sur des sujets mystiques, et de l'autre à certains états névropathiques tels que l'hystérie, ainsi qu'à des affections cérébrales idiopathiques ou sympathiques.

Dans une leçon clinique sur la catalepsie, parue en 1869, Benedikt (3) en fait un réflexe d'origine articulaire. Le phénomène le plus saillant des états cataleptiques serait l'exagération de la tonicité musculaire à tous ses degrés.

La thèse de Chaume (4) contient plusieurs observations de mélancolie religieuse avec catalepsie. L'auteur admet que les phénomènes cataleptiques ont dans les psychoses une invasion lente, une marche intermittente et qu'ils peuvent survenir comme phénomène secondaire dans les maladies du cerveau, les maladies mentales et surtout la mélancolie avec stupeur.

C'est en 1874 que parut le mémoire de Kahlbaum (5) sur la catatonie ; cet auteur essayait de créer une maladie mentale nouvelle en réunissant dans une même entité morbide tous les troubles musculaires de tension qu'on observe chez les aliénés, et en particulier la flexibilitas cerea. Il était suivi dans sa tentative, sur laquelle nous

(1) Marcé. *Dictionn. de médecine et de chirurgie pratiques*, 1867, article Catalepsie.

(2) Morel. *Traité clinique des maladies mentales*, 1860, p. 491.

(3) Benedikt. *Wiener medicinische Presse*, 1869, nos 16-17.

(4) Chaume. *De la catalepsie.* Th. Paris, 1871, no 74.

(5) Kahlbaum. *Die Katatonie*, 1876, Berlin.

aurons l'occasion de revenir plus loin, par B r o s i u s (1), B i n d e r (2), Kiernan, Spitzka.

Mais la même année A r n d t (3) émettait une opinion contraire à celle de K a h l b a u m. Dans son travail sur « la catalepsie et les psychoses » il nie l'existence de la catalepsie idiopathique dont aucune observation ne peut être citée sans contestation. Il ne reconnaît l'existence que d'un complexus symptomatique dépendant du processus pathologique où il se montre et des causes qui le produisent. La grande majorité des états cataleptiques peut être, suivant lui, rattachée à des processus psychiques ; il lui semble fort douteux qu'une catalepsie puisse survenir sans troubles cérébraux ; la faculté de percevoir, le centre des représentations mentales y sont presque toujours altérés. Il considère l'état cataleptique chez les aliénés comme résultant non pas d'un épuisement du système nerveux, mais plutôt d'une violente excitation, d'une sorte de tension, de crampe cérébrale.

L i n a s (4), dans son article du Dictionnaire encyclopédique des sciences médicales admet, que la catalepsie s'observe assez fréquemment dans la plupart des formes de l'aliénation mentale et dans le cours de certaines affections cérébrales, soit qu'elle marque le début des troubles du système nerveux, soit qu'elle survienne secondairement à titre d'épiphénomène ou de complication. La mélancolie est, d'après le même auteur, de toutes les variétés de la folie celle avec laquelle la catalepsie se trouve associée le plus souvent. Puis viennent la démence aiguë, les délires partiels, la démence et l'idiotisme.

Dans sa thèse, L o u i s (5) conclut que la catalepsie chez les aliénés survient au milieu de la folie hystérique, entée elle-même sur un système nerveux prédisposé depuis longtemps par le nervosisme et l'hérédité. Malheureusement l'auteur diagnostique l'hystérie chez ses malades d'après la forme de leur délire ; il ne recherche pas les

(1) Brosius. *Allg. Zeitschrift für Psychiatrie*, 1887 ; Bd. XXXIII, die Katatonie.

(2) Binder. Ueber motorische Störungen stereotypen Charakters bei Geisteskranken. *Arch. f. Psych.*, 1889, Bd. XX, H. 3.

(3) Arndt. Ueber Katalepsie und Psychosen. *Allg. Zeitschrift für Psychiatrie*, 1874, Bd. XXX.

(4) Linas. *Dictionnaire encyclopédique des sciences médicales*, article Catalepsie.

(5) Louis. *De la catalepsie chez les aliénés*. Th. Paris, 1875.

anesthésies sensitivo-sensorielles. Or il ne semble guère démontré actuellement que l'hystérie puisse produire des délires spéciaux, caractéristiques en dehors de ceux qui accompagnent les attaques. C'est par la recherche de ses stigmates qu'on doit diagnostiquer l'hystérie, aussi bien chez un aliéné que chez tout autre malade.

Grasset (1) dans son traité, résume fort bien les connaissances actuelles sur les rapports de la catalepsie et des psychoses.

« La catalepsie est une névrose fort curieuse, encore très obscure, que les uns considèrent comme une maladie, d'autres comme un symptôme, dont certains nient l'existence en dehors de l'aliénation.

« L'aliénation mentale a des rapports si intimes et si fréquents avec la névrose que nous étudions qu'un aliéniste éminent, le professeur Cavalier, affirme que les deux choses marchent toujours ensemble et qu'il n'a jamais vu un cataleptique qui ne fût aliéné. Je crois que la proposition ainsi formulée est exagérée, mais enfin la coïncidence est extrêmement fréquente. »

Les formes d'aliénation qui, pour Grasset, s'allient le plus souvent à la catalepsie, sont les formes lypémaniaques. L'élément stupeur serait déjà presque un état demi-cataleptique ; dans la manie la catalepsie serait rare.

Un certain nombre d'auteurs ont, dans ces vingt dernières années, publié des observations d'états cataleptiques accompagnés de troubles mentaux.

Chapple (2), sur une attaque de catalepsie précédant une crise d'épilepsie.

Cullerre (3), sur une catalepsie chez un hypochondriaque persécuté.

Lagardelle (4), sur une catalepsie consécutive à une manie aiguë.

J. Voisin (5), sur un cas de mélancolie avec stupeur à forme cataleptique avec conservation de l'intelligence ayant duré six ans, et sur un cas de mélancolie stupide cataleptiforme.

(1) GRASSET. *Maladies du système nerveux*, 1879, 2ᵉ volume, p. 929.
(2) CHAPPLE. A case of catalepsy followed by epilepsy in a military officer. *The Lancet*, 9 janvier 1875, p. 42.
(3) CULLERRE. *Ann. médico-psychologiques*, 1877.
(4) LAGARDELLE. *Ann. médico-psychologiques*, 1878.
(5) J. VOISIN. *Archives de Neurologie*, 1886.

M. Paul Garnier (1), sur un état cataleptique dans le délire alcoolique.

M. Toulouse (2), sur une stupeur cataleptiforme dans le délire alcoolique aigu.

MM. Séglas et Chaslin (3), dans leur mémoire sur la catatonie, décrivent les états cataleptiques comme un symptôme ne se rattachant nullement à une entité morbide spéciale, mais apparaissant au milieu des signes de la stupeur.

C'est la même opinion qu'exprime M. Dagonet (4) dans son traité des maladies mentales et M. Ballet (5) dans le traité de médecine.

Pour compléter cet exposé théorique il nous reste encore à parler des travaux de Svetlin, de Rieger, de Roller, de Freusberg.

Pour Svetlin (6) la catalepsie idiopathique n'existe pas, un état cataleptique ne peut survenir sans une psychose l'accompagnant ou le suivant. Il rattache les catalepsies brusques, passagères à l'épilepsie larvée.

Rieger (7) et Roller (8) attribuent les états cataleptiques chez les aliénés à une perversion de l'antagonisme musculaire; c'est une théorie sur laquelle nous reviendrons quand nous étudierons les troubles du système musculaire chez les cataleptiques.

Freusberg (9) rattache tous les changements de tonicité du système musculaire dans les maladies mentales à la stupeur qui peut se montrer dans les formes les plus variées.

Nous avons rencontré, au cours de cette énumération historique, trois théories successives :

(1) Paul Garnier. *La folie à Paris*, 1890, p. 138.

(2) Toulouse. *Tribune médicale*, 8 février 1894, p. 109.

(3) Séglas et Chaslin. La catatonie. *Arch. de Neurologie*, 1888, t. XV.

(4) Dagonet. *Traité des maladies mentales.*

(5) Ballet. *Traité de médecine*, 1894, t. VI, p. 1082 et suivantes.

(6) Svetlin. Ein Beitrag zur Lehre von der Katalepsie. *Arch. f. Psychiatrie*, 1878, Bd. VIII, H. 3.

(7) Rieger. Ueber normale und cataleptische Bewegungen. *Arch. f. Psychiatrie*, 1882, Bd. XIII, H. 2.

(8) Roller. Ueber motorische Störungen beim einfachen Irresein. *Allg. Z. f. Psych.*, 1885, Bd. XLII, H. 1.

(9) Freusberg. Uber motorische Symptome bei einfachen Psychosen. *Arch. f. Psychiatrie*, 1886, Bd. XVII.

1° Certains auteurs (Pinel, J. Bouillaud, Puel) considéraient la catalepsie comme une névrose pouvant compliquer certaines maladies mentales.

2° D'autres (Georget et Calmeil, Falret, Arndt, Dagonet) comme un simple symptôme pouvant survenir dans toutes les maladies mentales.

3° Enfin Kahlbaum, Binder, Brosius, Kiernan la regardent comme un des principaux troubles moteurs de tension, caractéristiques d'une maladie spéciale : la catatonie.

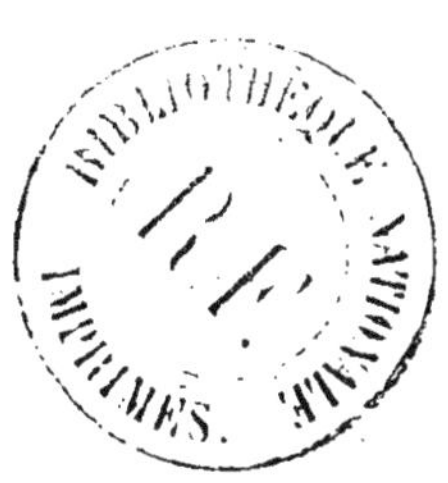

CHAPITRE II

Caractéres généraux des états cataleptiques dans les maladies mentales.

Le signe caractéristique, fondamental d'un état cataleptique, c'est la flexibilitas cerea. On désigne ainsi un état particulier du système musculaire dans lequel les muscles volontaires ont la propriété de recevoir et de conserver les divers degrés de contraction qu'on leur imprime. Dans les maladies mentales, la flexibilitas cerea peut être complète et totale, c'est-à-dire s'étendre à toute la musculature volontaire, mais le plus souvent elle est partielle, elle n'atteint alors qu'une partie de cette musculature.

1° État cataleptique complet.

Quand la catalepsie est complète, le malade est immobile comme une statue et conserve la position dans laquelle l'ont placé les derniers mouvements qu'on lui a fait subir, les yeux sont ouverts et fixes, les paupières sans clignement ; la physionomie peut être inerte, mais elle porte aussi assez souvent l'empreinte de la terreur, de la colère, de la joie, de la douleur.

La motilité volontaire est, comme nous l'avons dit, entièrement abolie, mais les membres ne sont pas paralysés ; les muscles obéissent encore aux mouvements qu'on leur imprime, les membres se laissent étendre et fléchir docilement comme une cire molle, ils conservent sans effort apparent toutes les positions qu'on leur communique. On peut varier les attitudes à l'infini, étendre ou élever les bras, incliner le tronc dans tous les sens, sans amener de sensation de lassitude, sans produire ni fatigue, ni relâchement musculaire. Quand la catalepsie est tout à fait complète on peut donner au corps la forme d'un V et le faire tenir en équilibre sur les ischions ; si incommode que soit la position, pourvu qu'elle soit compatible avec les lois de l'équilibre, le malade la conserve sans changement et quelquefois pendant un temps fort long. La durée de la persistance des attitudes varie selon les sujets, et aussi suivant les positions communiquées. Charcot, dans ses recherches sur la catalepsie provoquée, a vu l'extension horizontale du bras persister pendant une demi-heure en moyenne; au bout de ce temps le membre retombait graduellement le long du corps. Berger de Breslau a vu les attitudes les plus anormales se maintenant pendant une heure, deux heures et même jusqu'à sept heures consécutives chez une jeune fille qui fut gardée à vue sans interruption.

Dans ces formes complètes, l'anesthésie sensitive et sensorielle paraît être absolue, les excitations cutanées les plus violentes ne déterminent aucune réaction et, sauf quelques cas rares, le malade est étranger à ce qui se passe autour de lui. Les fonctions organiques peuvent ne pas être troublées, mais on observe le plus souvent des phénomènes de stupeur, tels que la cyanose des extrémités, l'abaissement de la température, la diminution du nombre des battements du cœur et des mouvements respiratoires qui deviennent superficiels, le relâchement des sphincters, différents troubles de l'appareil digestif.

2° État cataleptique incomplet.

Les formes complètes de catalepsie sont beaucoup plus rares dans le cours des maladies mentales que les formes incomplètes. Dans ces variétés la flexibilitas cerea au lieu d'être générale et absolue, n'est que partielle et relative. Ainsi elle peut n'occuper que les bras, ou les jambes ou même un seul de ces membres. Chez beaucoup de ces cataleptiques, les muscles de la face conservent leur motilité.

Dans quelques cas, les membres ne restent pas immédiatement dans la position où on les met ; il faut pour obtenir ce résultat les soutenir pendant quelques secondes. Dans d'autres circonstances l'attitude donnée ne se maintient que pendant un temps assez court; au bout d'une dizaine de minutes on voit le membre atteint d'un tremblement très léger redescendre progressivement, reprendre peu à peu sa position primitive. Les malades ne sont pas absolument immobiles ; ils peuvent avoir des mouvements spontanés. Si on les pousse en avant, ils peuvent faire quelques pas à la manière d'automates ; ils ne sont pas totalement étrangers aux choses qui les entourent, il est possible momentanément, de causer avec eux et de les tirer de leur torpeur. L'occlusion des yeux chez de tels malades paraît favoriser les tendances cataleptiques et augmenter la durée de la persistance dans les attitudes (Lasègue).

Ces malades atteints de catalepsie incomplète et partielle, présentent souvent une obéissance passive, exécutent immédiatement, automatiquement les ordres qu'on leur donne. Au commandement verbal, ils lèvent un bras, une jambe, se mettent debout, marchent, s'arrêtent (obs. V).

Dans un cas nous avons constaté des signes nets d'écholalie et d'échokinésie. Le malade répétait machinalement le dernier mot de la phrase qu'on venait de prononcer.

Il suffisait de se mettre devant lui, de faire sous ses yeux certains mouvements, pour qu'il les imitât d'une manière automatique et minutieuse (obs. V).

La sensibilité est toujours affaiblie, mais persiste cependant.

Ces états cataleptiques incomplets débutent rarement d'une façon subite, l'invasion en est toujours plus ou moins lente. L'état cataleptique suit dans ses fluctuations l'état psychique auquel il se relie, il succède en général à une certaine période d'immobilité et s'installe ensuite progressivement.

La marche de ces catalepsies incomplètes ou partielles est caractérisée par de grandes rémissions ; le degré de la flexibilitas cerea peut offrir de grandes variations dans le même mois, dans la même semaine, dans la même journée. Totale un jour, la catalepsie peut être le lendemain partielle et n'affecter que les membres supérieurs. Elle peut être coupée par des crises d'agitation, enfin elle peut apparaître à intervalles réguliers comme dans la folie périodique.

La durée de ces formes est assez longue; tandis que les accès qui se rattachent à l'épilepsie ou à l'hystérie, débutant brusquement et se terminant de même, ne durent que quelques minutes ou quelques heures, ces états cataleptiques se rattachant aux psychoses se prolongent souvent des mois et même des années, avec de grandes variations d'intensité.

Leur terminaison est, de même que leur début, progressive et graduée.

L'observation publiée par Skoda (1) en 1862, d'une catalepsie
ayant duré plusieurs mois chez une mélancolique, semble assez bien
résumer les caractères de ces catalepsies incomplètes.

Il s'agissait d'une jeune fille de 16 ans qui tomba peu à peu dans
une mélancolie profonde. Elle s'accusait de fautes qu'elle n'avait pas
commises, restait immobile pendant des heures entières, ne prenait
aucune nourriture, n'adressait la parole à personne, ne répondait à
aucune question.

Le 3 septembre, on constata les symptômes caractéristiques de la
catalepsie.

Le 11, elle commença à parler et parut guérie.

Le 30, elle retomba dans l'état cataleptique, fut admise à la clinique
de Skoda le 29 octobre et resta cataleptique jusqu'au mois de mars
suivant. La guérison fut progressive, mais complète.

État du système musculaire des cataleptiques.

Pour compléter les caractères généraux des états cataleptiques, il
nous reste à décrire les troubles qu'on observe du côté de la musculature volontaire.

Pour Grasset (2), le trouble musculaire de la catalepsie est une
exagération de la force de situation fixe de Barthez, « c'est-à-dire de
la force que chacun de nous a d'arrêter un muscle à la longueur qu'il
veut et de le fixer là avec énergie ».

Dans la catalepsie, elle serait développée au point de lutter contre
la pesanteur et de la vaincre.

Un certain nombre d'auteurs allemands, tels que Roller, Rieger,
font jouer dans les états cataleptiques un grand rôle à la perversion
de l'antagonisme musculaire. Cette théorie repose tout entière sur
des faits de physiologie bien connus actuellement et qui ont été
découverts par Duchenne de Boulogne. On croyait en effet autrefois
qu'il existait une opposition tranchée, catégorique, entre les deux

(1) Skoda. *Zeitschrift der Gesellschaft der Aerzte von Wien*, 1862.
(2) Grasset. *Traité des maladies du système nerveux*, 1879, p. 929.

espèces de muscles qui ordonnent des mouvements opposés. Ainsi, dans la flexion d'un membre les fléchisseurs auraient agi complètement seuls, laissant les extenseurs dans le repos le plus complet ; il y aurait eu une dissociation physiologique complète entre les fléchisseurs et les extenseurs, les uns restant complètement passifs, quand les autres sont actifs, et réciproquement.

Or, Duchenne de Boulogne démontra le premier que les mouvements musculaires ne se passaient pas en réalité d'une façon aussi simple et que dans tout mouvement réflexe il y avait à la fois contraction des muscles qui déterminent plus spécialement le mouvement et contraction simultanée des muscles antagonistes. Tout mouvement d'ensemble exigerait une double action nerveuse : l'une assurerait la contraction des muscles qui produisent directement le mouvement voulu ; l'autre, par la mise en jeu proportionnelle et parallèle des muscles antagonistes, modèrerait et rendrait plus sûr ce mouvement. C'est ce que Duchenne de Boulogne appelait l'harmonie des antagonistes.

Roller (1) cherche à expliquer les phénomènes cataleptiques par des troubles survenant dans l'innervation de ces muscles antagonistes.

« Il faut se demander, dit-il, si certains mouvements anormaux ne sont pas dus précisément à cette innervation des antagonistes que nous savons ne pas être soumise directement à l'influence de la volonté consciente. Ainsi cette tendance réflexe de résister à tout, de s'opposer à tout mouvement qu'on observe chez certains malades, paraît due à une puissance exagérée de l'innervation des antagonistes. Ceux-ci interviennent immédiatement et d'une façon trop forte dès que les malades ont l'intention de faire un mouvement. Très vraisemblablement les états cataleptiques et cataleptiformes qu'on observe chez beaucoup d'aliénés reconnaissent une cause analogue. Ils ne peuvent changer les attitudes qu'on leur donne, parce que les mouvements sont interrompus dans leur chaîne réflexe et que les antagonistes rompent à leur profit l'équilibre musculaire nécessaire à ce mouvement. »

Rieger (2) professe la même opinion. « Il y aurait, pour lui, dans

(1) ROLLER. Ueber motorische Störungen beim einfachen Irresein. *Alleg. Z. f. Psychiatrie*, 1885, Bd. XLII, H. 1.

(2) RIEGER. Ueber normale und cataleptische Bewegungen. *Arch. f. Psychiatrie*, 1882, Bd. XIII, H. 2.

la flexibilitas cerea, exagération de l'activité réflexe des antagonistes qui seraient à un moment quelconque innervés d'une façon intense et uniforme pour s'opposer aux mouvements voulus. »

Cela revient en réalité à expliquer les états cataleptiques par un trouble du sens musculaire. Les malades voudraient agir, mais ne pourraient plus grouper les différents éléments, exciter les divers centres nécessaires aux mouvements ; ils ne sauraient plus distribuer à chaque faisceau musculaire une force convenable d'innervation. Sans aucun doute, il peut exister chez les aliénés des troubles du sens musculaire, comme de toutes les sensibilités, mais cette théorie de la perversion de l'antagonisme est très hypothétique et ne repose sur aucun fait clinique précis. Nous ne la citons que parce qu'elle compte en Allemagne quelques partisans.

L'opinion de Lasègue est plus simple. Cet auteur pense que dans la catalepsie, la tension musculaire est persistante en même temps que la sensibilité à la fatigue est annulée. Pour Richer, Rosenthal, Benedikt, la tonicité musculaire statique est exagérée.

Ce sont les seules notions que l'on puisse tirer de l'examen minutieux du système musculaire des cataleptiques. Et en effet, les centres psycho-moteurs sont atteints dans la catalepsie par un trouble fonctionnel particulier ; leur activité est toujours plus ou moins altérée ; ils n'exercent plus leur action modératrice sur les centres inférieurs de la colonne motrice antérieure ; il en résulte, suivant le degré de ce trouble, une certaine fixité et souvent une exagération de la tension musculaire. Et cependant il ne s'agit pas là d'une lésion comparable aux lésions paralytiques ; l'activité cérébrale n'est pas complètement abolie, elle est seulement modifiée, viciée. Si les fonctions de la moelle subsistaient seules, on observerait constamment une exagération de réflexes ; or, l'étude des réflexes, dans les états cataleptiques liés aux maladies mentales, ne peut fournir aucune donnée précise, ils sont tantôt normaux, tantôt exagérés, tantôt diminués.

Ainsi la perversion de l'antagonisme musculaire n'est qu'une hypothèse. Tout ce qu'on peut constater dans la catalepsie, c'est soit la persistance simple de la tension musculaire, soit son exagération, qui se traduit par une certaine dureté des muscles et par leur résistance variable aux mouvements communiqués.

CHAPITRE III

Délires toxiques.

Dans la grande majorité des observations de catalepsies survenues
au cours des psychoses, on constate que les malades sont en proie à
un délire excessivement intense, qu'ils sont plongés dans une stupeur
très active. Dans ces cas l'excitation pathologique, violente des centres psycho-sensoriels ou des centres psychiques tend à épuiser les
centres psycho-moteurs et à entraver leurs fonctions. Les catalepsies
d'origine alcoolique offrent un type parfait de ce mode pathogénique
que nous retrouverons plus ou moins modifié dans d'autres maladies
mentales; aussi commencerons-nous par les décrire avant celles de
la mélancolie et de la confusion mentale.

Ces états cataleptiques ne sont en réalité que l'exagération morbide des phénomènes musculaires qui accompagnent l'attention. Ils
résultent de l'adaptation de l'organisme nerveux à une idée forte, à
une impression vive. On sait en effet, pour l'observer journellement,
que l'attention portée à la recherche d'un mot, d'une idée, la concentration de notre pensée sur un même sujet peut nous distraire des
choses qui nous entourent et suspendre notre activité motrice. Chez
certains malades ces phénomènes deviennent permanents et intenses,
au lieu d'être passagers et légers.

Toute leur attention est concentrée sur des idées délirantes et sur
des hallucinations qui les terrifient ou qui les impressionnent profondément. Toutes leurs forces cérébrales sont réunies, dirigées vers un
seul but; ils ne se préoccupent que de leur délire qui arrive à les
absorber entièrement. Cette concentration énorme de leur esprit sur
un sujet fixe semble les distraire du milieu où ils se trouvent; ils
vivent dans un monde qu'ils se sont créé et ne paraissent plus se
préoccuper des choses réelles qui les entourent. Ces malades deviennent pour ainsi dire les prisonniers de leur délire. Son intensité se

reflète dans l'expression de leur physionomie, dans leurs traits ; ceux-ci expriment la tristesse, la crainte, quand il y a prédominance d'idées mélancoliques ; la terreur quand ils sont en proie aux hallucinations terrifiantes de l'alcoolisme, une joie sereine dans les délires religieux. Les troubles de la sensibilité, de la perception sont constants chez eux.

Quelques-uns paraissent complètement insensibles aux excitations extérieures et n'en avoir aucune notion ; d'autres ne peuvent les interpréter que dans le sens de leur délire. Si ce délire ne leur impose pas certaines attitudes, certains mouvements, ils se laissent manier comme des mannequins et ne paraissent s'occuper aucunement des positions qu'on donne à leurs membres. L'intensité de leurs hallucinations a pu être assez forte pour déterminer des phénomènes d'arrêt sur leur activité motrice volontaire (1).

Percevant le monde extérieur d'une manière confuse, n'ayant que des sensations de fatigue peu nettes, les malades deviennent inaptes à modifier les excitations motrices qu'on leur a communiquées ; aucun processus psychique antagoniste ne vient interrompre ces excitations qui persistent longtemps et produisent le maintien prolongé de l'attitude donnée.

Cet état mental se retrouve nettement dans les cas de catalepsie d'origine alcoolique. Les malades sont immobilisés par les dangers permanents qu'ils ne cessent d'avoir sous les yeux. Ils se croient communément entourés de tigres, de lions, de serpents, de dragons fantastiques qui s'élancent sur eux, disparaissent, s'évanouissent pour revenir bientôt à la charge. Ils voient des incendies immenses, des luttes sanglantes, des bandes d'individus qui les poursuivent pour les assaillir, des figures grimaçantes, des fantômes qui sortent des murs, qui grossissent en s'approchant d'eux, diminuent en s'éloignant et réapparaissent sans cesse. Ils sentent des insectes ramper sur leur peau, dévorer leurs membres, ou bien ils sentent et voient leur sang couler à flots.

« Harcelé par ses visions terrifiantes, dit M. Paul Garnier (2), le délirant alcoolique cherche habituellement à se soustraire par la fuite

(1) RODET. *Actions nerveuses d'arrêt ou d'inhibition.* Thèse d'agrégation 1886, p. 85.

(2) PAUL GARNIER. *La folie à Paris*, 1890, p. 138.

au danger dont il se croit menacé. Sous le coup du vertige de la peur, il court affolé dans les rues et parfois sur les toits suivant l'issue qui lui est le plus promptement ouverte. Mais l'extrême frayeur peut parfois lui enlever ses moyens de locomotion et l'immobiliser dans la stupeur. »

Ces malades deviennent alors incapables de toute réaction, de tout désir, de tout effort. Ils ne connaissent plus la fatigue. Ils conservent les attitudes données, sans même paraître les remarquer, les observer. Plongés dans une subjectivité complète, ils arrivent à n'avoir d'organes des sens que pour leurs hallucinations, le monde extérieur leur devient étranger.

Les deux observations suivantes montrent bien comment l'intensité des hallucinations peut, au cours du délire alcoolique, jeter le malade dans la stupeur et produire un état cataleptique.

OBS. I. — État cataleptique dans le délire alcoolique. — PAUL GARNIER. *La folie à Paris*, 1890, p. 138.

SOMMAIRE. — *Antécédents héréditaires chargés. Habitudes alcooliques. Zoopsie terrifiante. Stupeur cataleptique. Flexibilitas cerea.*

Ernest S..., âgé de 33 ans, employé chez un vernisseur, se présente le 5 mai 1888 à la consultation de l'hôpital Cochin. On le trouve tellement étrange qu'on se refuse à le recevoir. On l'envoie à l'infirmerie spéciale avec le bulletin suivant : « Délire, hallucinations de la vue et de l'ouïe. Le malade se croit poursuivi. Alcoolisme invétéré. »

Au moment où on l'amène dans la salle d'examen, il marche tout d'une pièce, lentement, automatiquement. Il reste devant nous, immobile dans une apparence de raideur de tout le corps. Il semble comme figé par la peur. Sourd à toutes les stimulations, muet, analgésié totalement, il demeure dans une attitude cataleptique, les yeux fixes, hagards, le front mouillé de sueur. Son regard s'attache sur un même point avec une indicible expression d'épouvante ; il n'exécute pas un geste, pas le plus petit mouvement. On l'approche, sans qu'il paraisse s'en émouvoir ou même s'en rendre compte. La peau est chaude, le pouls fréquent et vibrant. La main posée sur les masses musculaires perçoit des frémissements ondulatoires. *Les membres gardent les positions qu'on leur donne, comme dans la catalepsie. Les traits sont en quelque sorte fixés, dans une expression de terreur qui se maintient des heures sans la plus légère modification.* Il est inutile de chercher à détourner ses regards du point sur lequel ils se portent ; aucune sollicitation ne parvient à réaliser une diversion. A un seul moment il consentit à un langage mimique extrêmement sommaire. Nous lui demandions s'il apercevait des bêtes féroces, des serpents ; il fit un très léger signe affirmatif de la tête et ce fut tout. La respiration est courte, haletante, la bouche entr'ouverte ; la sueur inonde le corps. Les pupilles sont extrèmement dilatées.

Son immobilité ressemblant à certains états tétaniformes, il y avait intérêt à rechercher si la production d'un bruit brusque et strident provoquerait des soubresauts ; mais des expériences de ce genre n'amenèrent aucun résultat. Il garda son immobilité de statue. Cependant le phénomène de la trépidation spinale fut assez facilement obtenu.

Cette terreur cataleptisante dura cinq heures. Puis tout à coup, il se mit à pousser des cris, des appels désespérés dans sa cellule : « Ouvrez-moi ! Ouvrez-moi ! ils sont là plus de cinquante qui veulent me tuer. Il s'élance sur la porte qu'il cherche à enfoncer, criant toujours : « Les voilà, les voilà ». Il demande un verre d'eau. Avant de boire, il fait cette remarque : « Quand j'aurai bu ça, je serai bel et bien empoisonné. » Deux heures plus tard, Ernest S... retombe dans sa stupeur avec le même regard fixe, mais cette nouvelle phase dure peu et est bientôt remplacée par une nouvelle agitation. Il bouleverse les objets de literie, se blottit dans les coins, appelant au secours : « Venez ! Venez ! ils sont là derrière le mur ; dépêchez-vous, ils vont tirer par la fenêtre. » Il trouve un moment de calme relatif, pour expliquer à l'un des internes qu'il a été obligé de faire le mort pendant toute la nuit pour ne pas être assassiné ; il entendait armer les revolvers, il connaît les individus qui veulent le mettre à mort : ce sont de vieux amis, devenus enragés contre lui, qui ont monté ce complot sous le prétexte qu'il avait appelé la fille de l'un d'eux : sale p...

Ernest S... a des antécédents héréditaires fâcheux ; son père a été interné à Bicêtre à la suite d'excès alcooliques. On constate dans sa conformation physique certains stigmates de dégénérescence (oreilles sessiles, face asymétrique, léger prognathisme).

S... a depuis plusieurs années contracté des habitudes alcooliques : éclectique en son intempérance, il s'adresse à l'absinthe, au rhum, au vin dont il évalue sa ration quotidienne à trois litres. Cinq ou six jours avant l'explosion de l'accès, il s'était senti mal à son aise et il avait dû interrompre son travail. Le sommeil, depuis longtemps mauvais, avait dès ce moment fait complètement défaut. La nuit était signalée par des inquiétudes confuses, de l'agitation, des promenades sans but. Puis tout à coup ses hallucinations se précisent, il voit autour de lui des individus qui le menacent ; et, profitant d'une courte absence de sa femme, il descend nu-pieds dans la rue. Il est ramené presque aussitôt chez lui par des voisins et sa famille inquiète le conduit à la consultation de l'hôpital Cochin.

Ernest S..., envoyé à l'asile Sainte-Anne, s'est amélioré progressivement. Quelques mois après il a été rendu à la liberté et depuis lors, en nous tenant aux renseignements dont nous disposons, il n'a pas eu de nouvel accès.

Obs. II. — De la stupeur cataleptiforme dans le délire alcoolique aigu. — Toulouse. *Tribune médicale*, 8 février 1894, p. 109.

Sommaire. — *Prédisposition héréditaire. Excès alcooliques. Hallucinations visuelles terrifiantes. Hallucinations psycho-motrices. Immobilité cataleptique. Flexibilitas cerea très légère. Absence de stigmates hystériques.*

Mme Houl... est une femme de 40 ans, grande, forte, mais bouffie et présentant un facies de cardiaque, avec des lèvres bleuâtres et des pommettes veinées de varicosités. Elle est mariée et a deux enfants. Elle n'a pas eu de maladies graves dont elle ait conservé le souvenir. Bien réglée, ses fonctions physiologiques sont relativement bonnes. Je dis relativement, à cause d'un souffle de la pointe au 1er bruit et des œdèmes des jambes qui indiquent une lésion de l'orifice cardiaque dont le retentissement s'étend un peu sur tous les viscères.

Du côté maternel, on note deux cas de folie survenus chez un cousin et une cousine, indiquant une prédisposition vésanique qu'ont actionnée des abus de boisson, durant depuis plusieurs années, et portant surtout sur l'absinthe et l'eau-de-vie. Comme la plupart de ces malades, elle buvait plus qu'elle ne mangeait, et dans ces derniers temps elle était devenue irritable, instable et peu assidue à ses occupations de ménagère.

Ces troubles psychiques étaient cependant peu bruyants, lorsque, dans la nuit du 30 novembre dernier, Mme Houl... réveille son mari et lui dit : « Tu seras riche, car l'esprit de ton frère me l'annonce. » Elle se lève et se met à prier, puis court dans la chambre en criant que le diable allait les enlever. Durant quelques heures, cet état de trouble et d'agitation persista ; mais le jour paraissant amena un peu de calme chez cette malade qui, toutefois, redevint plus excitée le soir.

Durant la nuit suivante, elle se mit à briser tout ce qui lui tombait sous la main. Elle poussait des cris d'épouvante, voyant des voleurs, croyant qu'on allait la brûler, et, dans ses accès de panophobie, essayant de se jeter par la fenêtre.

Cet état persista en s'aggravant durant les jours qui suivirent. La malade s'est rappelée après et m'a raconté qu'elle avait des hallucinations de la vue, surtout lorsqu'elle était couchée, la position horizontale les réveillant aussitôt. Des scènes dramatiques se déroulaient sans cesse devant ses yeux ; des gens armés, des démons s'approchaient d'elle, des flammes l'environnaient. Elle voyait surtout des têtes qui passaient et repassaient devant elle et qui l'effrayaient beaucoup. Et, comme c'est habituel dans le délire alcoolique, le sens de l'ouïe était aussi excité. Mais, fait curieux à noter, les hallucinations appartenaient à cette variété que Baillarger appelait psychiques et auxquelles M. Séglas (1) a donné avec raison, le nom de psycho-motrices.

On sait qu'elles sont caractérisées par ce fait que les malades entendent *leurs*

____

(1) Séglas. *Les troubles du langage chez les aliénés*, p. 117.

voix, non pas extérieures à eux, timbrées et sonores ainsi que les réelles, mais les perçoivent comme un chuchotement venu de leur poitrine, de leur tête, de leur bouche. Il semble que ces curieux phénomènes morbides soient produits par l'excitation des centres qui conservent les résidus des images verbales ou motrices d'articulation. Ma malade croyait percevoir une voix *venir de son esto-mac*; à un autre moment elle me disait, pour mieux me l'expliquer, *que ce n'était pas une voix, que c'était sa tête qui lui parlait*. Cette voix l'interrogeait sur ses fautes et lui disait : Il faut que tu fasses pénitence ; le diable va te prendre.

C'est donc dans cet état de délire hallucinatoire avec agitation que la malade fut amenée, le 2 décembre, à l'asile. Après une nuit très agitée, elle s'apaisa et se montra très déprimée. Je ne la vis que le 3 au matin. Peu d'instants avant que je la voie, elle était tombée dans un état de stupeur que je vais décrire. Il fallut presque porter dans la salle d'examen la malade, qui paraissait paraplégique. Une fois assise, elle garde une immobilité de statue, les bras pendant le long du corps, la tête droite, le regard fixe à terre. Je m'approche de la malade, je lui parle, je la secoue, mais je n'obtiens aucune réponse. Elle ne paraît ni m'entendre, ni me voir. Cependant ses yeux sont grands ouverts et, détail important, *les paupières ne clignotent pas*. Durant trois quarts d'heure que je suis resté près d'elle à l'examiner, je n'ai pas constaté une seule fois ce phénomène ; et cependant les larmes ne coulent pas sur la joue, comme cela arrive souvent dans la catalepsie où le clignotement est suspendu.

La respiration est douce, superficielle, mais assez rapide, puisque le nombre des inspirations est de 23 par minute. Le pouls marque 88 ; les pulsations ne sont pas égales, et certaines sont plus fortes que les autres. Si on lève le bras de la malade et qu'on le maintienne en l'air durant quelques instants, il revient lentement à sa place. Les membres ont ainsi une certaine tendance à conserver leur position.

Les diverses sensibilités paraissent abolies. Des piqûres et des chatouillements promenés sur divers points de la peau et des muqueuses ne déterminent pas de réaction marquée. Les réflexes, notamment ceux du genou, sont exagérés. C'est d'ailleurs là un signe que je crois très fréquent dans le délire alcoolique aigu, et qui s'atténue ordinairement durant la convalescence.

Pour me rendre compte de la faculté de perception de la malade, j'ai fait diverses petites expériences basées sur un phénomène bien connu. On sait (1) que la pupille subit des changements de forme plus ou moins visibles lorsqu'on détermine des sensations agréables et surtout douloureuses des divers sens. C'est un phénomène pas toujours facile à constater, mais qui peut fournir parfois des renseignements. Or, je n'ai remarqué aucune contraction, ni dilatation de l'orifice pupillaire, malgré mes diverses excitations sensorielles. Je dois d'abord rapporter que la lumière et le passage dans le champ visuel de la malade de divers objets (dynamomètre, stéthoscope, plume) n'avaient aucune action sur la pupille, qui restait immobile ; et cependant la vision n'était pas abolie, car lorsque j'approchais mes doigts trop près des yeux, avant que je touche les cils,

(1) Féré. *La pathologie des émotions*, p. 211.

la tête se renversait en arrière. J'essaye d'exciter les autres sens ; je porte ma montre aux oreilles de ma stupide, je laisse tomber par terre un corps solide ; je porte sous le nez de la patiente des flacons débouchés et contenant diverses odeurs ; je pique assez fort les jambes, les genoux, les bras et le front, je brûle les mêmes parties avec le thermo-esthésiomètre chauffé à 60°, je chatouille avec une plume d'oie les narines, les lèvres, la peau du canal auditif externe, et ces excitations n'ont aucune action sur la pupille. J'essaye alors de déterminer, par les mêmes expériences, des modifications sur la respiration et la circulation, qui, on le sait, sont influencées par des excitations sensorielles ; mais le pouls et les inspirations conservent leur rythme et leur fréquence. Il semble donc que la perception, même cette perception organique qui se traduit par des réactions sur le muscle ciliaire, le cœur et les poumons, est presque abolie. Mais elle ne l'est pas tout à fait. J'ai dit plus haut que ma malade rejetait sa tête en arrière quand j'approchais un objet trop près de ses yeux ; de même les flacons d'odeur portés sous son nez provoquaient un mouvement analogue, mais sans que la malade fasse l'action de flairer.

Mme Houl... sortit le soir même de cet état. Après quelques alternatives d'excitation et de dépression, elle redevint peu à peu lucide. Le 6 décembre, c'est-à-dire quatre jours après son entrée, elle était en partie revenue à elle et me raconta qu'elle avait gardé un souvenir complet de son examen ; elle se rappelait parfaitement que je l'avais piquée, chatouillée, *chauffée* (avec le thermo-esthésiomètre). Elle sentait, me racontait-elle, mais d'une façon obtuse ; elle voyait mais ne pouvait parler. Elle avait peur qu'on lui fasse du mal. Pour m'expliquer son état, elle me dit qu'elle devait être une *somnambule*.

Pour en finir avec l'histoire de cette malade, disons que ses idées devinrent de moins en moins confuses, qu'il resta pendant quelques jours une émotivité exagérée, qui s'atténua peu à peu, et enfin qu'elle put sortir le 7 janvier, en pleine convalescence de son délire alcoolique. Avant de quitter l'asile, elle se soumit de nouveau à mon examen. Elle ne présentait aucun stigmate d'hystérie. Les inspirations étaient de vingt par minute, et le pouls marquait 80. Les réflexes étaient moins vifs. Les diverses excitations sensorielles, tactiles, auditives, gustatives, ne modifiaient l'état de la pupille que d'une manière peu sensible. Leur action sur la circulation et la respiration paraissait à peu près nulle. En revanche, la pupille se contractait facilement à la lumière.

CHAPITRE IV

Mélancolie.

Les états cataleptiques sont rares dans le délire éthylique ; sur plusieurs milliers d'alcooliques M. Paul Garnier (1) ne les a notés que rarement. Ils sont au contraire fréquents chez les mélancoliques, parce que ces malades peuvent être dominés par un délire très intense et qu'ils sont, en outre, constamment plongés dans un état de dépression qui exerce une action spéciale sur leur motilité volontaire et qui vient contribuer puissamment au développement de la catalepsie.

Pour M. Ballet (2) le trouble primitif constant de la mélancolie est en effet un trouble émotionnel et affectif. C'est, dit-il, une modification de l'état cénesthétique qui se traduit par un sentiment d'invincible tristesse et d'impuissance marquée. Dans la majorité des cas, des conceptions délirantes surviennent, mais dans la mélancolie vraie, le délire est secondaire, il est le résultat d'une tentative d'explication que fait inconsciemment le malade, pour légitimer le sentiment pénible qu'il éprouve ; il est habitué à n'être triste que sous l'influence de causes fâcheuses, si ces causes n'existent pas réellement, il les invente, il se forge des pensées lugubres, de sombres pressentiments et le délire se forme, s'organise secondairement sur le terrain des troubles affectifs. L'état intellectuel du mélancolique est en outre caractérisé par la lenteur des opérations cérébrales ; les idées s'associent avec moins de facilité ; la mémoire, quoique conservée, est moins vive et moins rapide ; l'évocation et le rappel des anciennes sensations emmagasinées dans le souvenir ne se fait plus avec la même facilité.

La tristesse, la dépression du mélancolique engendre aussi direc-

(1) Paul Garnier. *La folie à Paris,* 1890, p. 141.
(2) G. Ballet. *Traité de médecine,* 1893. Mélancolie, p. 1082.

tement un sentiment d'impuissance ; car un individu triste a forcé-
ment conscience d'une impossibilité d'action, d'une entrave quelconque
mise à sa volonté, car le plaisir semble n'être autre chose que le sentiment même de notre force, de notre activité, de notre supériorité
sous toutes leurs formes. Sentiments d'impuissance et de tristesse
sont donc liés intimement. Ce sont les deux pivots autour desquels évo-
lue l'état psychique du mélancolique, les deux bases sur lesquelles se
développent les lésions de l'intelligence et les idées délirantes. Schüle
exprime ces faits d'une façon simple en disant que « la mélancolie est
l'exagération des phénomènes inhibitoires ». Peu de définitions pourraient donner d'une manière aussi exacte la clef des symptômes qu'on
observe dans les formes les plus simples comme dans les formes les plus
graves de la mélancolie. Les malades pensent très lentement, ils repous-
sent tout mouvement d'idées, ils ne peuvent se décider, ils ne peuvent
agir, c'est une véritable action d'arrêt qui se manifeste sur toute leur
vie cérébrale.

Un tel état psychique constitue un des terrains les plus favorables à
l'éclosion de la catalepsie. On ne saurait mieux s'en rendre compte
qu'en étudiant les troubles du mouvement qui dans la mélancolie se
développent parallèlement aux troubles mentaux.

Dans les formes légères, l'attitude est affaissée, les mouvements
lents, lourds, comme embarrassés par des liens invisibles, la marche
est traînante, les pieds semblent avoir de la peine à s'arracher du
sol. La voix est basse, parfois éteinte et comme étranglée, la parole
est lente, monotone et rare. Il faut stimuler les malades, leur répéter plusieurs fois les mêmes questions pour obtenir d'eux quelque
réponse. Dans les formes plus graves, ils arrivent à garder une
immobilité presque absolue ; ils restent des heures entières à la même
place, dans la même attitude, la tête baissée, les traits contractés.
*Ils n'éprouvent plus le besoin de laisser reposer certains muscles
et d'en contracter de nouveaux, car ce qu'ils redoutent surtout
c'est l'activité volontaire, c'est l'effort.*

Une malade de Dumas (1) ne peut pas vouloir. Toutes les fois qu'elle
a conçu un acte, elle essaye de l'exécuter, mais en vain ; c'est, dit-
elle, *comme si j'avais un poids à soulever* ; elle y renonce alors,

(1) DUMAS. *Les états intellectuels dans la mélancolie*, 1895, p. 43.

ou l'ajourne et se donne des raisons puériles pour justifier son inaction.

Ce qui ne s'accomplit pas chez elle, c'est l'acte ; c'est la volonté active et motrice qui est atteinte ; ce qui domine c'est l'affaiblissement de la synthèse idéo-motrice.

La synthèse mentale, dit Dumas, a pu s'opérer dans le champ des idées, mais les phénomènes idéo-moteurs sont inhibés par la représentation du fait à accomplir et le fait ne s'accomplit pas.

Cette aboulie motrice se relie en grande partie, comme nous l'avons déjà dit, à la dépression, aux troubles affectifs, dont sont atteints les mélancoliques. Il est probable que si ces malades ne peuvent vouloir, c'est que les projets qu'ils conçoivent n'éveillent en eux que des désirs faibles, insuffisants pour les pousser à l'action. Cette indifférence des mélancoliques est connue cliniquement ; on sait que les personnes de leur famille, leurs enfants, tous les êtres qui antérieurement à leur état dépressif leur étaient chers, ne les touchent désormais en aucune façon, qu'ils ne prennent aucun soin, ni d'eux-mêmes, ni de leurs affaires, qu'ils se laissent mourir de faim non seulement pour obéir à des idées délirantes, mais aussi par inertie, par apathie, par défaut d'activité volontaire.

En proie à un délire très intense, s'accusant de crimes odieux, s'entendant juger, condamner, voyant leurs bourreaux, les apprêts de leur supplice, se reprochant les moindres actes de leur vie, torturés par leurs idées de culpabilité, de ruine, d'humilité, d'indignité sous toutes leurs formes, privés de désir et de volonté, ils deviennent incapables de s'intéresser au monde extérieur.

Les anesthésies sont nombreuses et variées, l'analgésie est fréquente, mais n'existe toutefois pas toujours. La sensibilité est surtout dénaturée, viciée dans son fonctionnement ; les troubles de la perception sont constants. En effet, toutes les opérations qui réclament un effort, une activité, de l'attention volontaire, ne sauraient exister à l'état complet chez les mélancoliques. Ils n'ont plus que des sensations sur lesquelles ils ne peuvent développer leurs facultés, ou qu'ils ne peuvent que transformer en idées délirantes. Ces troubles de la perception expliquent comment ces malades peuvent conserver une immobilité prolongée, des attitudes incommodes, ils ressentent probablement une lassitude générale, ils ont une notion vague de fatigue ; mais ils ne peuvent pas faire d'efforts suffisants pour rapporter les divers éléments de cette fatigue à sa véritable cause. Ils sentent la douleur passivement, leur torpeur cérébrale ne leur permettant pas de la percevoir nettement, de la localiser activement

La coexistence d'un délire très intense avec ses troubles de la perception et cette aboulie motrice explique bien comment un mélancolique peut conserver longtemps les attitudes qu'on lui donne.

Quand on soulève son bras, il ne peut faire un effort quelconque pour résister. D'après ce que nous connaissons de sa sensibilité psychique, il n'en a d'ailleurs pas le désir. Peut-il changer la position qu'on lui a donnée et le degré de contraction que ses muscles ont pris automatiquement? Il lui faudrait là encore mettre en jeu son activité volontaire ; il devrait faire cesser la contraction d'un certain nombre de muscles. Or l'inertie de ses centres psycho-moteurs est telle qu'il ne saurait davantage accomplir cet effort négatif. Le minimum d'activité auquel le condamne son état psychique fait qu'il resté dans l'attitude qu'on lui a imposée. Il n'a pas le courage de lutter contre une fatigue qu'il ressent mal, qu'il ne peut percevoir exactement. La douleur résultant de cette fatigue devrait d'ailleurs être très intense, très forte, pour être capable de l'exciter à sortir de sa torpeur. Il laisse son bras dans l'attitude reçue imposée jusqu'à ce que ses muscles soient épuisés ; le bras retombe alors peu à peu avec un léger tremblement. Son appareil moteur a donc fonctionné automatiquement, il lui a été de toute impossibilité d'intervenir activement, de résister, d'apporter aucun changement aux positions qui lui ont été données.

Les observations suivantes montrent des exemples cataleptiques survenus chez deux malades atteints de délire mélancolique.

OBS. III. — Mélancolie stupide cataleptiforme. — J. VOISIN. *Gazette des hôpitaux*, 7 juillet 1892.

SOMMAIRE. — *Antécédents héréditaires très chargés. Troubles affectifs. Délire mélancolique. Attitudes cataleptiques de défense. Flexibilitas cerea incomplète, partielle.*

Antécédents héréditaires chargés. Sa mère était une agitée, sa grand'mère est morte alcoolique, sa tante est enfermée folle à l'asile de Clermont. Du côté paternel, aucun renseignement. X... est enfant naturelle. Elle est actuellement âgée de 23 ans. Jusqu'à l'âge de 15 ans, elle a été à l'école où elle occupait en classe un rang moyen. A l'âge de 19 ans, elle fit la connaissance d'un officier. Au bout d'une année, rupture de ces relations. Notre malade en conçoit un profond chagrin; sa tristesse s'accroît lorsqu'elle apprend qu'on veut la marier à un homme de sa condition. Dès lors, elle passe ses journées à pleurer; la nuit, elle est agitée et sans sommeil. Elle ne travaille plus, elle refuse d'aller aux champs comme elle le faisait habituellement; elle refuse de s'habiller, elle refuse même de manger. Bientôt elle garde un silence obstiné. De temps à autre, cependant, cet état de mélancolie simple était traversé de crises violentes. Deux fois la malade tenta de se suicider : à plusieurs reprises, elle frappa ses parents. Enfin, trois semaines avant son entrée à l'hôpital (septembre 1890), elle prit, pour la première fois, une attitude particulière. Voici ce que sa mère nous rapporte à ce sujet : « Ma fille se tenait raide comme un morceau de bois, les yeux immobiles, elle semblait regarder des choses que nous ne pouvions voir. »

Tels sont les antécédents de notre malade. Actuellement, elle est immobilisée dans une attitude spéciale : les membres supérieurs en position de défense, les regards dirigés vers un point qu'elle ne quitte pas des yeux. Essayez de lever un de ses bras, au lieu de la flexibilité cireuse des hystériques en catalepsie, vous rencontrerez une résistance assez considérable, le membre garde la position nouvelle que vous lui donnez, mais, au bout d'un certain temps, il est animé de mouvements oscillatoires de plus en plus grands; il se fatigue. Si vous fermez les yeux de la malade, le bras ne retombe pas le long du corps ainsi que cela a lieu chez les hystériques; enfin la pression au niveau des différentes zones hystérogènes est sans effet. La sensibilité sous ces trois modes est diminuée mais non complètement abolie.

Si je place une main devant les yeux de la malade, elle ne paraît pas s'en apercevoir, le regard suit toujours la même direction. Il est d'ailleurs à remarquer que son expression a changé, depuis l'entrée de X... à l'hôpital. Au début il semblait en rapport avec le délire de la malade. Haine contre le mari qu'on voulait imposer : regard hostile et farouche, attitude de défense. Aujourd'hui le souvenir de l'officier paraît l'emporter : l'œil est attendri; par moments X... sourit; il lui est arrivé de se découvrir et de se montrer toute nue dans son lit; des pensées érotiques la tourmentent. Le mutisme n'est plus absolu, parfois elle marmotte quelques mots inintelligibles; parfois même, elle chantonne toujours la même chanson. Il lui est arrivé de dire tout d'un coup aux infirmières : bonjour, bonsoir. Ces paroles étaient prononcées d'une manière saccadée; on n'a jamais pu les obtenir, quand on les sollicitait. A plusieurs reprises enfin notre malade a des impulsions soudaines : elle jette des assiettes à travers la table, elle s'administre coup sur coup plusieurs soufflets, comme elle l'a fait tout à l'heure devant nous, puis elle reprend son attitude première : membres supérieurs en position de défense, regards fixes, raideur de tout le corps, immobilité; il faut la pousser avec force pour la faire avancer.

Obs. IV. — Note sur un cas de mélancolie avec stupeur à forme cataleptique, avec conservation de l'intelligence, ayant duré six ans. — J. Voisin. *Arch. de Neurologie*, 1886, p. 354.

Sommaire. — 1878. — *Hébétude, demi-stupeur.*
1880. — *Stupeur complète, hallucinations, gâtisme. Anesthésie.*
1881. — *État cataleptoïde des membres supérieurs.*
1882. — *Essai de traitement par l'éther. Crise d'asystolie.*
1884. — *Immobilité complète. État cataleptique suivi d'état tétanique.*
1885. — *Traitement par l'alcool. Réveil momentané, retour à la stupeur. Amélioration de l'état mental. Tuberculose. Mort en novembre.*

Le nommé Victor G…, menuisier, âgé de 32 ans, entre le 22 mai 1878 à l'hospice de Bicêtre, avec le certificat suivant du Dr Lasègue : Stupeur, accidents cérébraux indéterminés en Afrique. Retour en France. Hébétude. Incapacité de travail. Accès de violence épileptiforme. Brise, frappe. Arrêté pour injures à son père.

Parents bien portants. Frères bien portants. N'a jamais eu d'attaques d'épilepsie. A fait du service militaire et a été envoyé en Afrique aux compagnies de discipline pour vol. Il a éprouvé en Afrique des accès de fièvre et des accidents cérébraux de nature indéterminée. Buvait un peu à cette époque. Il était sans doute fréquemment puni pour son apathie. Sorti du service, il a eu des accès de violence épileptiformes. Il brisait, frappait. Il a été arrêté pour injures à son père. A son entrée, il est dans l'hébétude, dans la demi-stupeur. Il est dans l'attitude d'un mélancolique. Nous verrons graduellement cet état s'accentuer et s'aggraver, jusqu'à la lypémanie stupide, l'immobilité et presque la catalepsie.

1879, novembre. Reste toujours sombre et triste. On est parfois forcé de le pousser à manger. Dort bien. Dans la journée, hallucinations de l'ouïe, se détourne comme si on l'interpellait. L'expression du visage est animée par moments. Quand il se sent observé, il a au contraire le regard fixe. Il paraît indifférent. Force musculaire conservée. Bonne santé.

1880, juin. Se tient immobile comme une statue, ne répondant plus aux questions qu'on lui pose. Est très malpropre.

Septembre. Devient gâteux.

Octobre. Même état. Reste des heures entières debout dans la cour, gardant l'immobilité la plus complète. Refuse de parler, ne répond même pas par signes, mais ses yeux suivent très bien les mouvements. Comprend très bien ce qu'on lui dit, doit avoir des hallucinations. Cyanose prononcée des extrémités, peau sèche. Toujours d'une saleté repoussante.

1881, janvier. Mutisme absolu, immobilité. Le malade ne réagit à aucune excitation.

Il sent sans doute les piqûres qu'on lui fait, mais il se refuse à le manifester. Il rougit très légèrement quand on lui pique fortement la cuisse. Le chatouillement du thorax produit un rire involontaire.

Juillet. Dans quelque position qu'on le mette, il y reste jusqu'à ce qu'on vienne l'enlever. Ne bouge pas ses mains de place pour chasser les mouches qui lui dévorent le visage. Ptyalisme. Quand on lui soulève les membres supérieurs il les tient étendus, mais ceux-ci tremblent, on voit que le malade fait effort.

Octobre. Le mutisme et l'immobilité persistent. Application d'aimants et de courants continus (15 éléments Daniell) sans résultat. Bains sulfureux.

1882, 8 janvier. Même état. Tentative infructueuse d'hypnotisme.

9 janvier. On essaie des injections d'éther qui amènent une véritable asystolie aiguë passagère avec intermittences cardiaques et œdème des membres inférieurs.

1883. Même mutisme, même immobilité. Refus de manger. On est forcé de le nourrir à la sonde.

1884, janvier. Nous trouvons le malade assis sur une chaise au pied de son lit. Son immobilité est absolue. Les membres sont fléchis à angle droit, les pieds reposant à terre. Les membres supérieurs sont étendus, les deux mains appliquées sur les genoux par leur face palmaire. Pas un trait du visage ne bouge. Les yeux sont grands ouverts, les pupilles égales, le regard fixe. La sueur perle en fines gouttes sur le front. Il est entièrement indifférent à ce qui se passe autour de lui. Il semble ni ne voir, ni n'entendre les personnes qui lui parlent et cependant l'expression de son visage est celle d'un homme intelligent. Il ne prononce pas un seul mot. Cependant l'infirmier raconte que le soir, quand il l'a couché, G. . lui dit quelquefois bonsoir.

Si on prend une de ses mains et qu'on la soulève, il la laisse dans la position qu'on lui a donnée, comme s'il était en état cataleptique, mais on voit qu'il fait effort pour garder cette position. Sa main tremble légèrement, son front se mouille de sueur, au bout d'un moment ; quand la fatigue le vainc, il laisse retomber sa main.

Si on le lève, et qu'on le pousse dans une direction, il reste droit et raide comme un automate et il faut lui pousser les jambes l'une après l'autre pour le faire marcher. Du reste, il est connu à Bicêtre sous le nom de l'automate.

Sa sensibilité paraît nulle, on peut le piquer sans qu'il réagisse, mais il sent évidemment et fait effort pour supprimer ses réflexes. Si on le pince très fort il réagit un peu ; l'infirmier dit que quelquefois quand on lui fait du mal, il dit : Vous me faites mal, laissez-moi. On provoque à volonté chez lui le réflexe de l'éternuement, mais on voit qu'il résiste autant que possible avant d'éternuer.

Les dents sont serrées.

Avril. Un certain changement s'est opéré dans l'état de G... Il est toujours étendu sur le dos, dans son lit, la tête immobile. Si on essaie de lui fléchir les membres, on sent du craquement et de la raideur dans toutes les articulations. On lui fait des mouvements communiqués dans toutes les articulations pour éviter l'ankylose. Cet exercice paraît être très douloureux pour le malade. Il contracte ses muscles de la face et s'écrie : Holà !

1884. Même état de mélancolie stupide. État général assez bon. Aucun mouvement, aucune parole pendant la journée. Rigidité des membres. État cataleptoïde. La nuit, il se pelotonne en chien de fusil, et marmotte des paroles incohérentes.

1885, janvier. Même état. Le 26 janvier, thérapeutique avec l'alcool. La raideur musculaire est la même d'abord, puis cesse. Il se croise les bras sur la poitrine. Les jointures paraissent très souples. Agitation. A deux heures, les membres supérieurs et inférieurs commencent à se raidir. A trois heures il est retombé dans son état habituel. (Résumé.)

Le soir à neuf heures et demi, nous arrivons près de son lit. Il est couché en chien de fusil la tête penchée à gauche et inclinée, les yeux fermés. Sa respiration est silencieuse. Notre présence le réveille évidemment. On l'interpelle, on le remue, mais il se laisse faire, n'ouvre pas les yeux, garde la même attitude des membres. Il a l'aspect d'un homme qu'on veut faire sortir d'un profond sommeil, mais qui reste sourd aux excitations, et ne veut pas ouvrir les yeux, ni remuer, crainte de se réveiller complètement. Dans la nuit, rien de nouveau, sauf vers minuit quelques efforts pour vomir.

Les jours suivants, le malade est retombé dans sa stupeur habituelle.

1885, février. Est toujours immobile, assis, ayant les bras appuyés sur ses genoux, ou bien debout ayant les bras le long du corps. Ne marche que si on le pousse et souvent il reste suspendu sur une seule jambe. Ne mange pas, on est obligé de lui mettre les cuillères de soupe dans la bouche.

Mars. A la promenade, un camarade ayant fait semblant de le jeter dans une carrière, il dit : « A l'assassin, oh ! le méchant ».

Avril. Même état. Cependant le malade maigrit. Mutisme et état cataleptiforme.

Du 22 juin au 25 octobre, l'état mental s'améliore. Il parle, il mange seul. Il répond de temps en temps aux questions qu'on lui pose. Il conserve encore sa démarche raide, automatique. Mais l'amaigrissement fait des progrès. Toux rare, sèche. Rudesse aux sommets. Plus tard, sueurs et fièvre nocturnes. Petite excavation au sommet droit.

1er novembre. Affaiblissement graduel. Gargouillement aux sommets. Quand on le presse de répondre, il dit : « Laissez-moi tranquille, je souffre trop ». Il meurt le 11 novembre.

RÉFLEXIONS. — Cette observation est surtout intéressante par la longue durée de l'état cataleptique (cinq ans). Il s'est manifesté progressivement à la suite d'une certaine période d'immobilité, de demi-stupeur ; il a toujours été incomplet, partiel ; il a présenté de grandes variations d'intensité ; il a fait place pendant un certain temps à un état tétanique musculaire. Il présente donc tous les caractères typiques des états cataleptiques survenant au cours des psychoses.

CHAPITRE V

Confusion mentale.

Dans la confusion mentale, on doit encore chercher à expliquer la possibilité d'un état cataleptique par la coexistence de troubles de l'intelligence et de la perception qui mettent le malade dans l'impossibilité de modifier, de corriger les excitations musculaires qu'on a produites chez lui.

Dans la mélancolie, le point de départ des processus psychiques était un trouble affectif ; les lésions de l'intelligence étaient secondaires ; le malade pouvait concevoir des actes en les élaborant lentement, mais ce qui était atteint chez lui, c'était surtout la qualité des désirs, des émotions, qui étaient incapables de le pousser à l'action.

Dans la confusion mentale, le trouble intellectuel est primitif. Comme l'implique le terme même, c'est un état de confusion (1), indépendant de tout trouble hallucinatoire ou délirant et constitué par la difficulté que l'association des idées éprouve à se faire et par sa perversion.

« L'association des idées, des images formant la parole intérieure est difficile ; l'imagination est affaiblie ; la formation des raisonnements incomplète ou impossible, l'idée même de la personnalité du malade est incomplète ; il ne sait plus parfois son âge ; ce qu'il est, ce qu'il faisait et même, ce qui est un passage aux idées délirantes, il arrive à ne plus se reconnaître lui-même et à se croire changé.

« La mémoire d'une façon générale est atteinte ; la reproduction volontaire des images est singulièrement troublée et leur conservation, le pouvoir de faire les acquisitions nouvelles ne l'est pas moins.

« Parallèlement à l'état de dissociation se trouve un état de ralentissement dans le fonctionnement intellectuel ; les opérations s'accom-

(1) CHASLIN. *La confusion mentale primitive*, 1895, p. 150 et suivantes.

plissent avec une peine extrême et le malade est obligé de faire de
longs efforts *avant d'arriver à exécuter un acte volontaire* ou à
retenir une image dans le champ de sa conscience. Ce ralentissement peut arriver à un tel degré que le fonctionnement intellectuel est
presque complètement suspendu ; c'est l'état de stupeur intense.

« Si l'on veut se représenter d'une façon schématique le trouble intellectuel dans les cas peu intenses ou au début, ce sont les associations
les plus élevées, les raisonnements abstraits qui s'exécutent mal, mais
les perceptions, les phrases, les actes ordinaires sont encore conservés.
Puis, peu à peu le trouble qui porte sur les relations des différents
centres entre eux atteint aussi ces centres, qui s'émancipent pour ainsi
dire et en même temps voient leur propre fonctionnement troublé.
Par exemple, le centre du langage soumis d'abord aux autres permet
des phrases correctes, les mots étant reliés logiquement entre eux,
puis la phrase ne peut plus être construite jusqu'au bout, elle devient
incohérente, les mots seuls subsistent, attirés l'un après l'autre par
l'assonance seule, puis l'ordre des syllabes est atteint (Ziehen), enfin
ils finissent par être remplacés, dans les cas d'excitation très intense,
par des interjections sans aucune signification. *Il semble donc que
finalement tous les degrés de l'association soient atteints, même
les plus élémentaires.*

« Tous ces troubles portent de même sur les images motrices. La
volonté éprouve le même trouble que l'intelligence ; les actes sont
pénibles, incomplets, maladroits. La perte de l'association des images
sensorielles est accompagnée de celle des images motrices ; *la synthèse nécessaire à un acte volontaire est incomplète, difficile ou
même impossible;* l'attention qui est un des côtés de cette synthèse est
lésée, la parole et l'écriture sont mal adaptées ; les phrases non ter-
minées, les mots eux-mêmes tronqués.

« Les troubles de la perception se reconnaissent immédiatement à
l'examen clinique du malade.

« Il reconnaît mal les objets extérieurs, c'est-à-dire que la sensation
n'éveille plus les images qu'elle devrait éveiller, afin de donner la
notion exacte de l'objet. Pour la même raison, ces objets peuvent
paraître déformés ou enfin ils peuvent être complètement méconnus.
Dans un certain nombre de cas cependant la perception est correcte,
mais le raisonnement supérieur que l'esprit du malade doit accom-

plir pour utiliser cette perception ne se fait pas ou est incomplet.

« Le délire chez le confus est marqué au coin de l'incohérence et de l'incertitude. Le plus souvent celui ci est indifférent ; les occupations du malade, les différents événements de sa vie en font les frais et comme la perception des émotions est affaiblie par suite de la dissociation, la dépression, l'aboulie, l'émotion triste ne sont que vaguement senties. »

Tel est, résumé, l'état mental que Chaslin décrit chez les malades atteints de confusion mentale. « Ce qui domine, c'est une dissociation extrême ; il est difficile de trouver une affection où la désagrégation, l'émiettement soient plus accusés. » Au milieu de ce chaos psychique on conçoit bien que le malade puisse devenir passif. Il ne peut coordonner ses idées et réunir les notions nécessaires à la représentation mentale d'un mouvement volontaire. Lorsqu'on détermine chez lui une activité motrice automatique, en élevant son bras, en faisant contracter un certain nombre de muscles, il ne peut avoir, à cause des troubles de la perception constants chez lui, qu'une notion confuse et mal rapportée à sa personnalité, des mouvements qu'on lui a fait subir. Il est incapable souvent de produire une idée correctrice de ce mouvement, de cette activité mise en jeu ; car tout n'est dans son cerveau qu'incohérence, chaos, les sensations, les idées délirantes, les hallucinations se succédant sans lois, incoordonnées, changeant avec une grande rapidité comme dans le rêve.

Le maintien prolongé des attitudes n'est qu'une forme que revêt chez le confus l'automatisme.

Cet automatisme peut s'y présenter sous des aspects très différents, comme le prouve l'observation suivante :

Obs. V (Personnelle. Service du Dr DUBUISSON).

SOMMAIRE. — *Débilité mentale. Alternatives d'excitation et de dépression ; idées mélancoliques vagues. Confusion mentale symptomatique. Obéissance passive au commandement. Echokinésie. Echolalie. Flexibilité cireuse des membres supérieurs.*

R..., 22 ans, employé de commerce.

Antécédents héréditaires. — Père mort d'une méningite tuberculeuse. Oncle paternel mort à l'asile Sainte-Anne. Mère bien portante.

Antécédents personnels. — N'a commencé à parler qu'à l'âge de 3 ans ; a été atteint en bas âge de convulsions qui ont persisté jusque vers l'âge de 4 ans ;

il avait souvent trois attaques par jour. Plus tard il ne se serait jamais ressenti de ces convulsions. Scarlatine vers l'âge de 9 ans.

Intelligence peu développée; il n'a pu faire que des études rudimentaires, il retenait bien, mais apprenait très difficilement. Caractère ordinairement sombre, taciturne, quelquefois très emporté, très coléreux. Il entre à l'âge de 15 ans dans une maison de commerce, qu'il demande bientôt à quitter. A 17 ans, il entre à la Société des dépôts et comptes courants.

Début. — Le début de la maladie remonte au mois de janvier 1891; R... devient de plus en plus sombre, de moins en moins causeur; il se plonge continuellement dans les chiffres, dans les calculs. Pratiquant autrefois très modérément, il se met tout à coup à lire des livres de piété, à fréquenter tous les jours les églises, à se confesser, à communier fréquemment.

Du mois de janvier au mois de juillet 1891, il devient triste, préoccupé; il se plaint que, dans son bureau, on se moque de lui; on lui veut du mal. Il lui arrive alors de quitter son travail sans raison, de fuir sa famille des journées entières pendant lesquelles il marche au hasard. Quelquefois il reste debout à la même place des heures entières; il ne veut pas bouger, on est obligé de le porter sur son lit tout habillé. Peu à peu son caractère se modifie, il se met à détester sa mère, pour laquelle il avait autrefois beaucoup d'affection; il en est jaloux, lui cherche des querelles continuelles, la frappe à plusieurs reprises. Au mois de septembre 1891, son état nécessite son internement. Le certificat de M. Motet consigne les faits suivants :

« Le malade a la voix brève, le geste menaçant, il ordonne que la porte soit consignée à tout le monde et il se renferme dans un mutisme dont rien ne peut le faire sortir. »

Depuis son entrée jusqu'au 15 novembre 1892, R... présente tous les symptômes de la stupidité. Immobilité, mutisme absolu, expression nulle de la physionomie. Il ne mange pas seul, les membres conservent facilement les positions qu'on leur donne.

Il se produit au milieu de novembre une légère amélioration; le malade se promène, il mange seul; on obtient de lui qu'il s'occupe un peu, il commence à prononcer quelques mots, lorsqu'on le stimule fortement.

A la fin de novembre 1892. Agitation extrême qui nécessite sa mise en cellule. Il marche sans cesse, crie, déchire ses vêtements, casse les objets qui lui tombent sous la main.

Au mois de décembre, nouvelle période de calme ; le malade retombe dans l'inertie, l'immobilité, le mutisme.

Depuis la fin de l'année 1892, il tombe ainsi dans des périodes d'agitation qui alternent irrégulièrement avec des périodes de calme, de mutisme, de demi-stupeur.

Ainsi, au mois de février 1894, le malade est plongé dans une agitation moyenne ; il oppose une résistance assez vive, lorsqu'on veut déplacer ses membres, il n'a pas de flexibilitas cerea ; il se livre à un va et vient continuel; déchire ses vêtements, parce que, dit-il, l'uniforme lui pèse trop.

Au mois d'octobre, nous le trouvons dans une de ses périodes de calme, de tranquillité, il parle un peu pressé de questions. « il ne sait pas pourquoi il s'est agité ; il recommence à entendre des voix qui l'accusent de félonie, qui lui disent de mourir, qui lui reprochent d'être entré par protection à la Société des dépôts et comptes courants. On lui dit qu'il a été arrêté, qu'il a tué sa cousine, qu'il a volé sa tante ».

C'est avec beaucoup de peine qu'on obtient de R... l'aveu de ces quelques idées délirantes. Quand il nous a confessé « ses voix » il était dans une sorte de période de rémission. Son délire est d'ailleurs instable, vague, ne parait nullement l'absorber, le préoccuper.

Au mois de novembre, il répond en général aux questions qu'on lui adresse, soit en les répétant, soit en disant : « Je ne sais pas ». Il n'est guère possible de le sortir de sa torpeur cérébrale. Il ignore l'année, le jour, la date. Il est difficile de lui faire nommer des objets usuels qu'on lui présente. Il dit : « C'est une chose » sans les désigner par leur nom. Lorsqu'on examine sa sensibilité, il ne sait reconnaître si on le pique, si on le pince ; secoué vivement, pressé d'expliquer ce qu'il ressent, il nous répond : « Vous faites ma saignée, vous faites mon autopsie ».

Ses lettres reflètent bien son état mental par les absurdités incohérentes qu'elles contiennent.

Son regard est vague, ses yeux semblent ne rien fixer, ses paupières clignent rarement, sa bouche est généralement entr'ouverte, Ses traits sont immobiles, sa figure impassible, inerte. Il est pâle, ses extrémités sont légèrement refroidies.

R..., présente du côté de la motilité un certain nombre de troubles intéressants. Étant actuellement dans une période de calme, spontanément il ne bouge pas ; il est toujours immobile ; il suffit cependant de lui commander impérieusement un acte quelconque pour qu'il l'exécute immédiatement pour qu'il obéisse passivement. Lorsqu'on lui ordonne de marcher, il se lève brusquement, instantanément, sans souplesse ; il va droit devant lui, en levant les pieds d'une manière saccadée, automatique ; il s'arrête aussitôt qu'on le lui commande, et garde intacte, avec une certaine raideur, l'attitude dans laquelle il se trouve quand il cesse le mouvement. Lorsqu'on lui dit de se découvrir, il enlève automatiquement sa casquette, la maintient immobile à la hauteur de son cou et persiste dans son attitude jusqu'à ce qu'on s'éloigne ou qu'on lui ordonne un autre acte.

Lorsqu'on le pousse en avant, il marche droit devant lui, d'une façon régulière et ne s'arrête que lorsqu'un obstacle s'oppose à sa progression.

L'échokinésie est très nette chez ce malade. Se place-t-on devant lui et fait-on sous ses yeux certains mouvements, il les reproduit machinalement ; l'imitation est minutieuse et immédiate. Le plus souvent cette échokinésie est spéculaire, c'est-à-dire que lorsque nous levons notre bras gauche, c'est son bras droit qu'il fait mouvoir ; le malade agit comme un véritable miroir vivant reflétant d'une façon symétrique les mouvements simples qu'il voit esquisser. Aussi, sans aucun commandement verbal, on lui fait porter sa main gauche à son nez, à son oreille, à sa bouche, en effectuant simplement ces gestes sous ses yeux, avec la main droite.

L'écholalie n'est pas moins nette que l'échokinésie. Le malade a toujours une tendance à employer dans ses réponses brèves, saccadées, les mots avec lesquels on l'a interrogé.

En outre, lorsqu'on cause en sa présence sans lui parler, directement, il répète à peu près constamment le dernier mot prononcé de la phrase qu'il vient d'entendre.

Ainsi on dit devant lui :

C'est un véritable mannequin.

R. — Mannequin.

C'est un malade très intéressant.

R. — Intéressant.

Lorsqu'on soulève un bras, on sent une légère résistance, insuffisante cependant pour empêcher qu'on puisse y produire des mouvements de flexion, d'extension avec la plus grande facilité ; il garde longtemps toutes les attitudes qu'on lui donne. Les muscles de la nuque sont aussi dans un état cataleptique ; mais il ne présente aucun de ces phénomènes du côté des membres inférieurs. Son bras placé dans la position horizontale reste ainsi douze minutes immobile, puis presque sans tremblement, il redescend peu à peu sans secousses, et revient d'une manière absolument progressive le long du corps. (Voir planche I.)

Les réflexes rotuliens, le réflexe pharyngien sont abolis. La réaction pupillaire est normale. Diminution légère du nombre des mouvements respiratoires et des battements du cœur.

La sensibilité tactile persiste.

La sensibilité à la douleur existe, mais elle est confuse, affaiblie. Le malade ne sait distinguer si on le pince ; si on le pique, il répond : « Vous me faites une saignée, vous faites mon autopsie. »

Sensibilité à la température affaiblie. Champ visuel impossible à examiner. Actuellement l'état de ce malade n'a guère changé. Des périodes d'agitation et de résistance alternent toujours avec des phases de dépression et de flexibilité cireuse.

Réflexions. — Ce qui domine chez ce malade, c'est la torpeur intellectuelle. On la lit dans son regard vague, sur ses traits inertes, sur sa physionomie hébétée. On en a la confirmation dans l'incohérence, la difficulté de ses réponses, dans les troubles de la perception qu'il présente, dans l'instabilité de son délire. La passivité, la docilité, l'absence de résistance et d'opposition qu'on remarque chez lui sont bien celles d'un malade atteint de confusion mentale. Cet état de confusion n'est pas primitif ; R... est un dégénéré, un débile ; sa stupidité n'est peut-être que le premier signe d'une démence précoce.

L'inertie cérébrale est telle qu'il ne peut lutter par aucun processus psychique contre les excitations qui lui sont communiquées.

Les images visuelles, auditives ou musculaires qu'on réussit à éveiller en lui, ne sont plus restreintes, modifiées comme à l'état normal par toute une série de phénomènes psychiques qui entraînant des volitions nouvelles, diminuent dans leur force, et limitent dans leur durée les premières excitations. Ces images ne trouvant dans un champ cérébral pauvre, affaibli, que peu d'obstacles à leur développe‑ment, deviennent intenses, persistantes, et entraînent en même temps le maintien des mouvements musculaires qu'elles représentent.

C'est ainsi qu'on produit à volonté chez R... des phénomènes d'échokinésie, d'écholalie, de flexibilité cireuse.

Ce sont des variétés différentes d'automatisme. Ce malade, suivant l'expression de D e l a s i a u v e, « sans initiative, sans volonté, soumis au jeu machinal de ses propres molécules, est un témoin passif des scènes qui s'accomplissent en lui. »

R..., avec ses alternatives d'agitation et de dépression, avec sa flexibilité cireuse, et les convulsions dont il a été atteint étant jeune, se rapproche beaucoup des catatoniques de K a h l b a u m.

L'observation suivante, empruntée à S v e t l i n, montre dans un cas de confusion mentale, une catalepsie presque complète.

Obs. VI. — Ein Beitrag zur Lehre von der Katalepsie. — Svetlin. *Archiv. f. Psychiatrie,* Bd. VIII, 1878.

Sommaire. — *État de confusion mentale. Catalepsie très accentuée. Possibilité du V cataleptique. Troubles de la perception.*

A. B..., 42 ans, garçon de café, arrive à la clinique en décembre 1876. Depuis cinq ans, raconte-t-il, il tombe plusieurs fois par an dans un état parti‑culier. Après de violents maux de tête et des bourdonnements d'oreilles, il survient chez lui une grande confusion dans les idées, il ne peut penser à rien, car tout se mêle dans son esprit; il se sent courbaturé, apathique, ne peut pas remuer, ne peut rien manifester extérieurement; il n'a alors qu'un désir, c'est de rester seul et de ne pas être dérangé. Le malade est pâle, anémique, très affaissé; il reste dix-sept jours sans manifestation mentale, puis tout à coup il devient moins tranquille, il murmure rapidement des paroles confuses inintelli‑gibles. Le jour suivant il est sur son lit, tout à fait apathique; il ne répond aux demandes qu'on lui adresse que par des signes de tête.

Un jour après, il est tout à fait cataleptique; il est étendu sur son lit, il a toutes les manifestations d'une flexibilitas cerea complète. Il reste deux minutes dans l'attitude en V des cataleptiques jusqu'à ce que peu à peu, après un tremblement des pieds et du corps, il reprenne sa première position. Les muscles ne sont pas durs; ils sont plutôt mous, peu résistants. Il existe une grande diminution de la sensibilité; le malade ne peut réagir aux plus fortes excitations. Les courants faradiques et galvaniques sont peu sentis, la réaction motrice est très retardée. Pouls normal, température également. Deux jours après, le malade commence à remuer; les jours suivants il est encore un peu apathique et sombre, il se remue mais très lentement. Les paroles sont rares.

Puis le malade n'a plus finalement de confusion dans les idées. Il raconte qu'il a eu une certaine conscience de ce qui lui est arrivé, il avait des sensations obtuses, des mouvements, des cathétérismes, qu'on lui a fait subir, mais il n'était pas en état d'esprit de faire des mouvements, il se sentait d'ailleurs lourd et fatigué.

Le malade s'améliora. Cet état ne se renouvela plus guère qu'une fois par mois; la confusion mentale et la dépression restait presque la même pendant ses attaques, mais l'état cataleptique fut loin d'être ce qu'il avait été dans la crise que nous avons décrite.

CHAPITRE VI

Manie.

On ne peut guère concevoir un état cataleptique dans la manie, qu'en dehors des symptômes caractéristiques de cette psychose. En effet, ce qui constitue essentiellement l'excitation maniaque, c'est un besoin excessif d'agir et de marcher, c'est une suractivité générale des fonctions intellectuelles. Les malades se livrent à un va-et-vient continuel, entreprennent une chose, l'abandonnent pour passer à une autre, changent les objets de place, manifestent mille désirs, mille projets aussitôt oubliés. Le maniaque crie, saute, court, danse, se jette sur les objets qu'il rencontre et les brise, déchire ses vêtements. Sa loquacité est intarissable par suite de l'exaltation de la mémoire et de l'imagination. L'association des idées est si rapide, que la vue d'un objet, une réminiscence subite, un mot qui frappe leur oreille suffit à changer la direction des idées et à amener les associations de mots les plus imprévues (1).

Il est facile de voir par cette courte description qu'un état cataleptique ne saurait se développer au milieu d'un tel syndrome, que lorsque certains de ces symptômes disparaissent ; en effet, la catalepsie est caractérisée par la perte des mouvements volontaires, la manie par une surabondance de ces mêmes mouvements. État maniaque et état cataleptique ne peuvent donc exactement coexister ; si comme l'observation des faits le montre, ils surviennent souvent chez les mêmes malades à peu d'intervalle, c'est que les accès de catalepsie peuvent précéder l'attaque de manie, la terminer, ou encore se manifester dans l'intervalle des crises maniaques.

On connaît en effet plusieurs observations dans lesquelles la catalepsie signale le début d'une manie, en forme pour ainsi dire les

(1) CULLERRE. *Traité pratique des maladies mentales*, 1890, p. 194.

prodromes (Attalin et Levacher, Bourdin, Morel). Ces faits sont faciles à interpréter, lorsqu'on se rappelle que la manie débute rarement par ses signes pathognomoniques et qu'elle est presque toujours précédée par une période d'incubation, constituée précisément par des symptômes à peu près contraires à ceux qu'elle présente dans sa période d'état.

La durée de cette période prodromique, dit Linas, varie de six mois à quelques jours. Elle présente assez généralement deux stades, l'un mélancolique, l'autre expansif (1).

Pendant le stade mélancolique, les malades tombent dans la tristesse et l'abattement ; ils sont chagrins, difficiles, anxieux, en proie à des inquiétudes vagues, à de sinistres pressentiments. Ils éprouvent des céphalalgies, des migraines, des sensations de serrement dans les régions temporales, de pesanteur et de constriction au front et à l'occiput, un malaise indéfinissable, de l'angoisse respiratoire. Le sommeil fait défaut, ou bien il est court, léger, fréquemment interrompu par des rêves et des cauchemars. Ce n'est qu'après le stade mélancolique de la période prodromique que survient le stade expansif.

Cette phase de dépression, d'abattement, peut donc offrir des conditions favorables au développement des phénomènes cataleptiques.

Ceux-ci peuvent être observés également à la suite d'une attaque de manie. Ils surviennent surtout lorsque l'excitation a été très intense ou très longue, que le système nerveux du malade est profondément épuisé par le surcroît d'activité auquel il a été livré pendant toute la durée de l'attaque. On se trouve en présence d'un profond état d'abattement, de dépression assez analogue à celui qui termine les fortes crises d'épilepsie. Le malade est plongé dans une stupeur inactive, caractérisée par une extrême lenteur des idées, ou même une complète inertie cérébrale.

L'observation suivante empruntée à Lagardelle, est un exemple de catalepsie consécutive à une manie aiguë.

(1) LINAS. *Dictionnaire encyclopédique des sciences médicales*, article Manie, p. 515.

Obs. VII. — *Catalepsie consécutive à une manie aiguë.* — LAGARDELLE.
Annales médico-physiologiques, 1878, p. 38.

SOMMAIRE. — *Excitation maniaque durant dix jours. Accès de catalepsie consécutif disparaissant après deux jours d'un traitement énergique.*

Le nommé G. A,.., d'un tempérament névroso-sanguin, d'une bonne constitution, sans antécédents héréditaires, est employé dans une administration ; sa conduite apparente est très régulière, irréprochable, mais il existe quelques habitudes cachées d'onanisme.

Le 15 avril, après une nuit agitée, il déclare à sa famille avec un ton arrogant et une physionomie étrange, qu'il ne veut pas aller travailler ; il s'enferme dans sa chambre et couvre le parquet et les murs de dessins représentant des ballons avec de grandes ailes. Il s'exalte, s'anime, parle avec volubilité de fortune, de ballons qu'il veut diriger, d'oiseaux qui volent.

La nuit suivante il ne peut rester en place, éprouve des hallucinations de l'ouïe et de la vue, s'agite et devient menaçant.

Le 16, le délire s'est accru et généralisé ; il se précipite sur sa mère qui voulait le calmer, le raisonner et la frappe avec violence. Son père survient, et aussitôt le malade se jette par la fenêtre de sa chambre située à un troisième étage et tombe dans une cour.

On peut se demander, si ce jeune homme a obéi à un sentiment de frayeur à la vue de son père, s'il a pris la fenêtre pour la porte, s'il a eu l'idée de suicide ou s'il a simplement été poussé par une impulsion instinctive irrésistible.

Nous nous sommes arrêté à cette dernière supposition et nous avons eu l'occasion de constater qu'il y avait chez ce malade une altération spéciale de la volonté.

Tombé sur le sacrum et un peu sur un bras, le malade s'est relevé sans difficulté et son agitation n'est devenue que plus violente. On l'a immédiatement conduit à l'asile d'aliénés de Marseille.

Ce jeune homme, qui devait se tuer dans sa chute, n'avait qu'une contusion insignifiante du bras.

Le délire maniaque est caractérisé chez ce malade par l'insomnie, la mobilité excessive, les actes désordonnés extravagants qui nécessitent une surveillance de tous les instants, des illusions personnelles, quelques hallucinations, une physionomie animée, une excessive volubilité, des pupilles très dilatées ; il parle sans cesse d'oiseaux, de ballons qui volent, ne répond pas aux questions qu'on lui adresse, se montre très insolent.

Le 20, il voit arriver un nouveau malade dans sa salle. Aussitôt il se précipite sur lui et veut l'étrangler. L'infirmier le retire sans trop de difficultés.

Cet acte a été incontestablement impulsif.

Le 24, dans la journée, le malade cesse de parler, ferme ses yeux, laisse tomber sa tête en avant, est affaissé sur un banc, ne fait aucun mouvement et laisse couler la salive hors de sa bouche.

L. M.   4

Dans la soirée, ce malade s'éveille et va machinalement se mettre à table. La nuit, il reste tranquille, ne fait aucun bruit et le matin, lorsqu'on veut le faire lever, il était sans mouvement, affaissé, les yeux hagards : on attendit la visite. A huit heures nous trouvons le malade étendu sur le dos avec une physionomie hébétée, des pupilles très dilatées et le pouls à peu près normal. Nous lui enfonçons une épingle sur toutes les parties du corps, il ne fait aucun mouvement et sa figure reste impassible.

Nous plaçons successivement *ses quatre membres dans des positions différentes et ils restent ainsi pendant près d'un quart d'heure.*

Nous faisons porter le malade dans la salle d'hydrothérapie et nous lui administrons sur toute la partie postérieure du corps une douche mobile de deux minutes. La peau est insensible, ne rougit pas, mais le malade s'éveille un peu. On le frictionne fortement et, après l'avoir habillé, on le fait marcher rapidement pendant une demi-heure.

L'état cataleptique a cessé, mais il se renouvelle le soir et dure une heure environ. Le lendemain matin il se produit une crise faible et de courte durée, le malade prend sa douche et la peau rougit un peu.

Le troisième jour du traitement la peau rougit après une demi-minute, le malade ne délire plus et raconte ce qui s'est passé pendant la deuxième crise de catalepsie. Il voyait qu'on le piquait avec des épingles, mais il ne sentait rien, il avait conscience des positions qu'on donnait à ses membres, mais il ne pouvait ni remuer, ni parler.

Pendant huit à dix jours, le malade se rendant compte de tout, nous explique qu'il éprouve dans les nerfs des sensations étranges qui s'effacent peu à peu sous l'influence des douches. Enfin ne ressentant plus rien, il sort guéri le 10 mai.

CHAPITRE VII

Folies périodiques.

Des états cataleptiques peuvent se développer dans les phases
dépressives des différentes formes de la folie périodique, qu'il s'agisse
d'une folie intermittente, simple, d'une folie à double forme ou d'une
folie circulaire.

« Lorsque la période de dépression va jusqu'à la stupeur, dit
M. Ritti (1), on constate du mutisme et une immobilité absolue ; le
malade est comme transformé en une statue, parfois il prend des
poses cataleptiformes. »

C'est ce que montre l'observation suivante, résumée :

OBSERVATION VIII (résumée). — RITTI. *Traité clinique de la folie à double
forme,* 1883, p. 95. Observation XIII, traduite de KRAFFT-EBING.

SOMMAIRE. — *Folie à double forme. Période de dépression caractérisée par de la
stupeur cataleptiforme avec courts moments d'excitation. Période d'excitation avec
agitation maniaque. Onanisme. Guérison.*

S..., 22 ans, célibataire, domestique, né d'une famille qu'on dit bien portante ;
toutefois son père quelque temps avant sa mort aurait présenté des troubles
psychiques et sa mère aurait souffert d'habituelles céphalalgies.

Le malade a été bien portant jusqu'à l'époque de la puberté. A partir de cette
époque, il devient maladif, souffre d'une faiblesse générale et de palpitations et
pour ces motifs est exempté du service militaire. Cet état était sans doute le
résultat de l'onanisme auquel le malade se livrait avec ardeur ; il dit lui-même
que cette habitude lui a fait perdre toutes ses forces.

1877. Après une violente émotion morale il serait tombé subitement dans la
stupeur avec excitation maniaque par intervalles. Huit jours après il était remis.

25 août 1878. Il tombe dans la stupeur sans mouvement.

Le 28. Excitation maniaque.

(1) RITTI. *Traité clinique de la folie à double forme,* 1883.

Le 30. Il redevient stupide.

Le 31. Nouvelle période d'excitation pendant laquelle se manifestent parfois des périodes de stupeur de plusieurs heures de durée avec poses théâtrales et *états cataleptiformes*.

Le 16 septembre, le malade retombe de nouveau dans la stupeur et y reste jusqu'au 14 novembre. Il n'a pas conscience de ses actes, laisse aller sous lui, prend de temps en temps des poses *cataleptiformes* et des positions forcées, reste des heures entières debout à la même place, les yeux dans un léger strabisme convergent fixés dans le vide.

Le 14 novembre. Nouvelle période d'excitation.

Le 29. Le malade est tranquille en stupeur. La stupeur avec les mêmes symptômes que précédemment se dissipe au commencement de décembre. Le malade sort guéri le 10 janvier 1879.

CHAPITRE VIII

Délires des dégénérés.

Des états cataleptiques ont été signalés dans toutes les formes de la dégénérescence mentale.

Le délire religieux, et surtout la mélancolie religieuse paraissent être de tous les délires liés à la dégénérescence ceux où on observe le plus souvent des phénomènes cataleptiques. On y trouve, en effet, réunies ou groupées, la plupart des conditions pathogéniques dont nous avons parlé plus haut. Les malades sont fortement impressionnés par un délire très actif, par des hallucinations très vives ; ils voient Dieu, les saints, s'entretiennent avec eux, s'absorbent dans les prières. Ils sont en même temps déprimés, et cette dépression se traduit par des scrupules, des remords intenses qui naissent en foule ; ils ont le regret des fautes commises, la peur de ne pas faire leur salut. Puis surviennent les hallucinations terrifiantes, les visions démoniaques, la crainte de l'enfer et de tous les supplices qu'ils peuvent y endurer. Les malades sont en proie à un cauchemar mystique continuel qui peut les immobiliser dans la stupeur cataleptique.

On peut rattacher au délire religieux la catalepsie qui survient dans l'extase.

Chez l'extatique qui arrive par des pratiques religieuses exagérées, par de profondes méditations mystiques, à se distraire du monde réel, les troubles de la perception et de l'activité volontaire peuvent conduire au maintien prolongé des attitudes imposées. C'est ce que sainte Thérèse exprimait en disant qu'il y avait dans l'extase « une sorte de sommeil des puissances de l'âme, de l'entendement, de la mémoire et de la volonté ». Une malade de Bourdin plongée dans l'extase cataleptique se croyait transportée dans le ciel : « Je vois le trône de l'Éternel, il est éblouissant de lumière, la musique des anges me ravit, les cieux resplendissent de gloire ». Chez les extatiques la catalepsie se développe par le même mécanisme que dans la stupeur très active. L'excitation psychique intense détermine des phénomènes d'arrêt sur les centres psycho-moteurs. L'observation suivante, rapportée par Bourdin, montre que l'extase peut s'accompagner de catalepsie.

OBS. IX. — BOURDIN. *Traité de la catalepsie,* 1841, p. 119.

Une jeune fille élevée dans les principes d'une piété austère, se livra de bonne heure aux pratiques que lui commandait une religieuse ferveur. Entraînée par un caractère mélancolique et doux, elle s'abandonna au quiétisme dans lequel son âme trouvait le bonheur. Assistant un jour à une messe, elle est prise d'un accès de catalepsie au moment où le prêtre élevait le calice; plus tard elle fut prise encore d'autres accès et depuis elle ne put assister au Saint-Sacrifice de la messe, sans éprouver le même accident, toujours au même moment, c'est-à-dire à l'élévation.

Les quatre observations suivantes se rapportent à des cas de catalepsie partielle survenue au milieu de divers délires liés à la dégénérescence.

OBS. X (Personnelle. Service du Dʳ DUBUISSON).

SOMMAIRE. — *Dégénérescence mentale. Fièvres intermittentes. Délire constitué par un mélange d'idées mélancoliques et religieuses. Immobilité dans l'attitude de la prière. État cataleptique rémittent des membres supérieurs. Absence de stigmates hystériques.*

F..., 46 ans, valet de chambre.

Antécédents héréditaires. — Rien à noter au point de vue mental. Sa mère vit toujours, a 94 ans, son père est mort d'une chute accidentelle. Il a quatre frères bien portants.

Antécédents personnels. — S'est engagé à 18 ans ; il est resté cinq ans en Afrique où il a contracté les fièvres intermittentes ; ses fièvres ont persisté après son retour en France, il a eu son dernier accès il y a deux ans.

Il a de même été atteint, pendant son service, par la dysenterie.

Excès d'alcool et surtout d'absinthe depuis son départ d'Algérie. Depuis ses fièvres, il supporte d'ailleurs très mal toutes les boissons alcooliques.

Au mois de septembre 1893, des voleurs s'introduisent pendant la nuit dans la maison où il est valet de chambre ; il est forcé de se battre avec eux, et il ressent une violente émotion de cette aventure. C'est à partir de ce moment qu'il commence subitement à délirer.

Il entend des voix qui l'appellent : voleur, gueux ; on le prend pour un anarchiste, on l'électrise la nuit ; les sœurs d'un couvent situé en face lui lancent des poisons ; il croit qu'on enlève les barreaux de sa fenêtre pour venir le surprendre, il fait des trous dans les murs pour déjouer les complots qu'on ourdit contre lui de concert avec la police. Idées et tentatives de suicide. Ces idées de persécution durent quatre à cinq mois, nécessitent son séjour à l'asile de Villejuif pendant six semaines. Elles cessent subitement, le malade est remis en liberté. Au bout de deux mois et demi il est repris de nouveau d'idées délirantes et il est placé à l'asile Sainte-Anne, au mois de mai 1894.

Depuis un mois, en effet, il avait été pris d'immobilité, de mutisme ; il restait chez lui des heures entières sans bouger, à genoux, dans l'attitude de la prière. Il regardait longtemps le ciel fixement, car « c'était par là, disait-il, qu'il devait aller dans l'autre monde ». Il prie souvent pour se préparer à mourir. Pendant quelques périodes d'agitation, il casse des objets qu'il voit autour de lui et qu'il croit impurs, il déchire trois cadres sur lesquels il a cru voir écrit le mot : Satan.

A Sainte-Anne, du mois de mai au mois de juillet, il est sans cesse à genoux, immobile. les mains jointes dans l'attitude de la prière. Il ne répond que difficilement, lentement et par monosyllabes aux questions répétées qu'on lui adresse. Nous apprenons que son délire est non plus constitué par des idées de persécution, mais par un mélange d'idées religieuses et d'idées de culpabilité.

« Il croit avoir tué une des sœurs de ce couvent qui est situé près de sa maison ; avoir volé 800 francs à son maître. S'il prie continuellement, c'est pour demander pardon à Dieu des fautes qu'il a commises. Des voix lui ordonnent de prier, de faire maigre, d'accomplir ses devoirs religieux, de revenir à Dieu.

Pendant toute cette période, il ne parle jamais spontanément ; il mange très peu et fait maigre trois fois par semaine ; les muscles des bras, de la nuque sont en état de passivité complète ; lorsqu'il est à genoux, absorbé par son délire, lorsqu'il prie, ses membres supérieurs se laissent facilement étendre, fléchir et conservent longtemps la position qu'on leur donne sans fatigue apparente. Son bras, placé dans la position verticale, commence à retomber au bout de dix minutes, insensiblement, progressivement, presque sans tremblement et met ainsi dix autres minutes à regagner sa position première. Au moment de ses repas la flexibilitas cerea n'existe pas ; il oppose même une certaine résistance, il faut souvent le forcer à manger.

Les réflexes examinés pendant ses périodes de flexibilitas cerea donnent les résultats suivants :

Réflexes rotuliens conservés.

Cubito-palmaire aboli.

Pharyngien diminué.

Les pupilles sont dilatées, réagissent peu à la lumière. La sensibilité est diminuée sur toute la surface cutanée.

Août. Agitation intense qui nécessite sa mise en cellule pendant huit jours. Disparition de la flexibilitas cerea.

Septembre. Il retombe dans le même état qu'auparavant ; il est de nouveau passif, mais au milieu d'octobre une notable amélioration se produit chez le malade, il demande à travailler, il parle spontanément ; plusieurs fois par jour il est absorbé, préoccupé et il a encore de la tendance à garder les attitudes.

Nous profitons de cette rémission pour examiner s'il n'a pas des stigmates hystériques. Nous trouvons :

Sensibilité du tact diminuée, température existe, douleur existe.

Réflexe pharyngien diminué. Rien du côté du champ visuel ni des organes des sens.

Nous lui demandons s'il se souvient de ce qu'il a éprouvé. Il nous dit qu'il existe une période confuse dans son esprit depuis sa sortie de Villejuif. Il entendait des voix, qui sont moins fréquentes maintenant mais qui n'ont cependant pas cessé complètement ; ses préoccupations se sont modifiées, il est plus tranquille car il est enfin en possession de la vérité. Après quelques moments de silence, d'hésitation, il nous déclare que « la vérité c'est que Dieu est en nous et c'est Dieu qui n'a cessé de lui parler. Il croyait d'abord que les voix venaient des hommes, mais maintenant il est détrompé. Jamais les voix ne lui ont commandé autre chose que de prier. Le voilà revenu maintenant à la vraie religion ; ce qui lui est arrivé n'est qu'une punition infligée par Dieu pour l'avoir abandonné ».

Obs. XI (résumée). — Observation de catalepsie chez un hypochondriaque persécuté. — Cullerre. *Annales médico-psychologiques*, 1877, p. 179.

Sommaire. — *Délire des persécutions. Excès alcooliques. Prédominance d'idées hypochondriaques. Accès de catalepsie à forme rémittente se prolongeant pendant plusieurs jours.*

Le nommé Georges R..., âgé de 30 ans, est entré à l'asile d'Auxerre, le 2 novembre 1874.

Il n'a pas d'antécédents héréditaires. Il est malade depuis 1870. Au début, le délire se composait d'idées de persécution et surtout de préoccupations hypochondriaques qui, au bout de deux années, l'entraînèrent à des excès alcooliques, lesquels eurent pour double effet d'aggraver l'état mental existant et de le compliquer d'idées délirantes de nature toxique et d'hallucinations.

L'année 1875 n'a apporté aucun changement dans l'état mental de R...

En 1876. Persistance et redoublement d'intensité du délire et des craintes d'empoisonnement ; il a pris l'habitude, au moment des repas, d'échanger prestement les aliments qu'il croit empoisonnés contre ceux de ses voisins de table.

Dans les premiers jours de décembre 1876, on a remarqué chez R... des phénomènes bizarres. Lorsqu'on l'interrogeait, il répondait bien d'abord, puis, tout d'un coup, il semblait se figer, son regard s'arrêtait sur nous avec une fixité de statue. Il restait plus ou moins longtemps inerte, comme pétrifié. Le 12 décembre, notamment, il a eu un de ces accès. D'autres fois, après quelques réponses raisonnables, il se mettait à bredouiller quelques paroles incohérentes et incompréhensibles. Pendant plusieurs jours, les surveillants se plaignaient qu'il fût comme idiot et stupide ; en même temps l'inertie se prononçait de plus en plus et il se déclarait un œdème considérable de la main gauche.

Le 15 décembre, à la visite du matin, R... est au lit dans le décubitus dorsal. Les yeux sont fermés, la face est rouge, il y a du trismus des mâchoires. L'anesthésie et l'analgésie de tout le corps sont complètes, les pulsations sont au nombre de 42 par minute.

Les membres supérieurs se laissent mettre dans les attitudes les plus incommodes et gardent indéfiniment la position qu'on leur donne. Ce matin, avant le début de l'accès, le malade a rendu une certaine quantité de crachats sanguinolents. Le soir, à la contre-visite, la température dans l'aisselle est de 37°,2 ; 48 pulsations. L'insensibilité de tout le corps est absolue, sauf à la face où le chatouillement, mais non les piqûres, amène quelques contractions musculaires réflexes. Les paupières sont fermées et s'entr'ouvrent de temps en temps, les globes oculaires sont convulsés en haut. Le trismus continue et une certaine quantité de salive s'est accumulée dans la bouche. Le membre supérieur droit est placé dans la position verticale : au bout de dix minutes, le bras se fléchit et l'avant-bras seul garde cette attitude. Au bout de vingt minutes, le membre entier est retombé sur le lit, sauf la main qui reste encore levée. Le membre supérieur gauche, placé en même temps dans la demi-flexion, garde cette situation un quart d'heure. Les membres inférieurs, bien qu'atteints également d'un certain degré de passivité, obéissent néanmoins aux lois de la pesanteur. Il n'a rien pris, n'a pas uriné, n'est pas allé à la selle.

Le 16. Hier soir, l'accès a cessé. Le malade s'est remué dans son lit jusqu'à minuit environ. Mais, depuis ce moment, il a repris le décubitus dorsal et l'immobilité. Le matin, nous le trouvons dans le même état que la veille. Les membres supérieurs gardent la position qu'on leur donne, quelle qu'elle soit. Vers une heure et demie de l'après-midi, le malade a de grands bâillements, il se remue dans son lit et marmotte quelques mots inintelligibles. Vers quatre heures, il retombe dans son attitude passive, les membres supérieurs gardent la position qu'on leur donne ; cependant l'anesthésie semble moins profonde, car les piqûres le font légèrement tressaillir. Pouls 50. Température 37°,2.

Le 17. Ce matin nous le trouvons sur son séant. Il obéit aux ordres qu'on lui donne, mais ne parle pas. Les bras, bien qu'encore passifs, ne restent pas dans la position qu'on leur donne, mais retombent lentement par leur propre poids. Dans la journée quand on lui offre des aliments, il répond : laissez-moi. Le soir il retombe dans son immobilité. Pouls 48 ; température 37°. Les bras placés dans une situation bizarre et incommode y restent sept minutes, puis retombent d'une façon lente et graduelle.

Le 18. L'accès continue toute la journée.

Le 19. Cette nuit, il s'est levé seul pour uriner. Ce matin, il a l'air de comprendre ce qui se passe, suit de l'œil tous nos mouvements. Les deux bras gardent néanmoins quelques minutes l'attitude qu'on leur donne. Pouls 52, température 37°,3.

Le 20. Ce matin il est retombé dans un accès cataleptique présentant les symptômes déjà énumérés. L'accès a cessé dans la journée.

Le 21. Même état qu'hier. Il y a toujours un certain degré de passivité musculaire.

Le 22. A la visite du matin, R... est dans un accès, moins profond cependant que les précédents.

Il a mangé seul dans la journée, mais le soir il est retombé dans une prostration complète. L'électrisation cutanée amène la rougeur de la peau, mais laisse le malade indifférent. L'électrisation des régions profondes amène des contractions énergiques des muscles et au bout de quelques instants réveille la sensibilité, car le malade pousse un grognement et se retire. En somme, l'excitation électrique a besoin d'être très intense pour que le malade accuse une sensation.

Le 23. Il est, le soir, dans un accès complet. Après une séance d'électrisation le malade se lève sur son séant en s'écriant : Est-ce de la médecine, cela ?

Le 24. Diminution des phénomènes cataleptiques.

Le 25. Demi-stupidité, la flexibilitas subsiste encore en partie.

Le 26. Mutisme, demi-stupeur, quelques mouvements volontaires; il rit aux éclats sans motif.

Le 27. Sensibilité revenue, il obéit et fait les mouvements qu'on lui commande.

Le 28. Retour de l'appétit. L'intelligence reste paresseuse. La plupart du temps il ne parle pas, parfois il essaye de répondre et ne parvient à faire entendre que quelques bredouillements.

5 janvier. Le malade ne parle toujours pas, il va et vient, se promène, regarde ce qui se passe autour de lui, mais n'y prend aucune part.

Le 11. R... est beaucoup mieux. Aujourd'hui pour la première fois, il parle couramment et répond à nos questions. Il dit ne se souvenir ni du commencement de sa maladie, ni du temps qu'elle a duré. Il affirme qu'à partir d'un certain moment qu'il ne peut déterminer il a eu conscience de tout ce qui se passait autour de lui, mais que quels que fussent ses efforts, il ne pouvait ni parler, ni remuer aucune partie du corps pendant l'accès, qu'il compare à un demi-sommeil. Lorsqu'il cessait, il se sentait brisé, rompu, comme si on l'eût frappé à coups de bâton.

Réflexions. — Cette observation représente un cas typique d'accès cataleptique survenu dans le cours d'une maladie mentale. La catalepsie est partielle. L'invasion en a été lente, la terminaison graduée. La durée a été de plusieurs semaines, la marche était rémittente.

M. Cullerre, à propos de cette observation, compare l'hypochondrie et l'hystérie. Nous assistons fréquemment, dit-il, chez certains hypochondriaques à des attaques nerveuses hystériformes. « Il y aurait lieu, suivant lui, de décrire une *catalepsie hypochondriaque* à côté de la *catalepsie hystérique*. » La proposition ainsi formulée semble exagérée. L'hypochondrie ou plutôt les idées hypochondriaques n'ont pas le privilège de faire naître des accidents cataleptiques en dehors de l'hystérie. Toute maladie mentale peut produire de semblables phénomènes. C'est dans l'intensité du délire, qui s'était accrue peu de temps avant l'accès et qui avait amené un certain état de stupeur, qu'il faut rechercher la cause de la flexibilité cireuse.

Dans l'observation suivante, le malade fortement impressionné par des idées mélancoliques, par des idées de possession divine, par des voix psychiques qu'il croit venir de Dieu, s'est distrait du monde extérieur et a présenté pendant quelques jours des phénomènes cataleptiques.

Obs. XII (Personnelle. Service du Dr VALLON).

SOMMAIRE. — *Surmenage physique et intellectuel. Accidents neurasthéniques. Idées mélancoliques, religieuses, érotiques. Hallucinations psycho-motrices. État cataleptique de durée courte.*

B..., âgé de 23 ans, étudiant en médecine, entre à l'asile de Villejuif, le 2 janvier 1895.

Antécédents héréditaires. — Son père avait un caractère exalté ; il se montrait souvent coléreux, emporté.

Sa mère semble bien équilibrée ; mais deux tantes maternelles du malade sont faibles d'esprit.

Antécédents personnels. — Le malade est russe et est venu en France au mois de mai dernier, de Minsk, pour étudier la médecine. A Paris, il vit presque sans argent, avec des privations continuelles, une nourriture insuffisante. En même temps, il travaille jour et nuit d'une manière excessive. Depuis plusieurs mois, il se plaint de maux de tête violents, il ressent une fatigue extrême quand il veut entreprendre une étude quelconque, même quand il veut lire. Au mois de décembre ces symptômes s'accentuent, la céphalalgie augmente ; tantôt il éprouve une grande lourdeur dans la région frontale, tantôt il sent les parties latérales de la tête comme serrées, il avait des douleurs dans toute la colonne vertébrale, surtout au niveau du sacrum. Sensations d'angoisse, d'oppression ; il lui semble ne pas pouvoir respirer. Maux d'estomac, palpitations de cœur.

En même temps se développaient quelques troubles du côté de l'appareil cérébral. Bourdonnements d'oreille continuels, inaptitude croissante au travail, éblouissements, cauchemars la nuit.

État général peu satisfaisant. Grand amaigrissement. Il entre à l'hôpital de la Pitié pour une maladie fébrile indéterminée ; de là il est envoyé, à cause de son état mental, à l'asile de Villejuif.

État actuel. — Il est généralement immobile, ne parle pas spontanément. Il ne veut pas manger, on doit l'alimenter à la sonde. Cette immobilité est coupée par quelques crises d'agitation, pendant lesquelles il manifeste des sentiments de frayeur. Il fuit les gardiens qui sont chargés de le surveiller. Il veut partir en Autriche pour chercher sa fiancée, et il craint que les gardiens ne le châtrent ou ne lui donnent une maladie vénérienne pour l'empêcher de l'épouser : « Il entend sa fiancée, lui parle et on l'empêche de la voir. »

Son délire offre un mélange d'idées mélancoliques, d'idées religieuses et d'idées érotiques : « Je suis ruiné, je n'ai pas d'argent, je me sens incapable d'apprendre, de continuer mes études, je ne peux pas comprendre ce qu'on me dit. Je n'ai de plaisir à rien ; la médecine n'est pas un métier pour moi et d'ailleurs partout où je serai, je serai condamné à mourir de faim. J'ai des douleurs d'estomac qui m'empêchent de manger ; je souffre d'une faute héréditaire dans ma famille. »

Il entend des voix, qui lui ordonnent de mourir de faim, et ces voix viennent de Dieu. Elles sont faibles, harmonieuses ; il les perçoit comme dans un brouillard, sans les entendre réellement par l'oreille. Elles partent du ventre et lui arrivent au cerveau. « Je souffre ainsi parce que Dieu est dans mon ventre, je le sens s'y remuer, et il m'envoie ses pensées jusqu'à la tête. Je le possède en moi, parce qu'il m'aime, qu'il veut me faire expier mes péchés, et qu'il veut m'avoir dans le paradis. Aussi je voudrais être enterré, car lorsque je serai mort, rien ne sera changé. Dieu sera toujours en moi et je jouirai du bonheur céleste. »

Signes physiques. — Flexibilitas cerea intermittente. Le malade, lorsqu'il est dans ses périodes d'immobilité, conserve les attitudes qu'on impose à ses membres supérieurs. Les phénomènes cataleptiques ont été surtout accentués durant deux jours pendant lesquels il est resté couché, gâteux, mangeant à la sonde, immobile comme une statue, dans un mutisme complet.

Le 21 janvier, lorsque nous examinons ses réflexes et sa sensibilité, il est encore passif ; son état s'est un peu amélioré. La flexibilitas cerea n'est plus aussi complète.

Réflexes rotuliens exagérés.

       pharyngien diminué.

       cubito-palmaire aboli.

Lorsqu'on approche l'épingle de son bras pour examiner sa sensibilité, il se jette à genou : « Ne me tuez pas, ne m'accusez pas, ne me châtrez pas. »

La sensibilité est abolie sur le bras gauche et la jambe gauche ; elle existe à droite.

Il est impossible d'examiner le champ visuel.

Depuis le mois de janvier 1895, le malade n'a pas présenté de nouveaux phénomènes cataleptiques. Son état semble être devenu plus grave ; le délire s'est modifié, il est constitué maintenant par des idées de grandeur et de richesses excessives, qui paraissent dénoter un certain degré d'affaiblissement intellectuel.

CHAPITRE IX

Faiblesse intellectuelle congénitale et acquise.

Dans toute une série nombreuse de cas on se trouve en présence de phénomènes qui méritent à peine le nom de phénomènes cataleptiques. Les malades chez lesquels on les observe ne sont pas en puissance de délire ; ce qui domine chez eux, c'est la faiblesse intellectuelle acquise ou congénitale. Dans cette classe rentrent les déments vésaniques et paralytiques, les dégénérés inférieurs, idiots, imbéciles, faibles d'esprit chez lesquels, sans coexistence d'un délire intense, sans stupidité, sans confusion mentale, on constate des tendances manifestes à garder longtemps les attitudes données.

Il s'agit évidemment là de phénomènes différant notablement de ceux que nous venons d'étudier. La passivité musculaire des déments et des idiots n'est pas comparable à celle des délirants religieux, plongés dans leurs visions mystiques, ou des mélancoliques stupéfiés par la vue des supplices qui les attendent.

Ces malades ne sont pas séparés du monde extérieur; il n'y a pas chez eux de stupeur vraie ; on ne trouve pas de modifications du tonus musculaire. Lorsqu'on soulève leurs membres on ne perçoit pas cette sensation de raideur, de tension facile à vaincre, qui constitue la flexibilité cireuse des hallucinés, des hystériques ; on remarque, au contraire, une grande souplesse, une flaccidité voulue de leur système musculaire Ce sont des êtres devenus incapables de concevoir ou de vouloir une résistance, de s'opposer à ce qu'on exige d'eux.

Dans leur déchéance intellectuelle, ils éprouvent comme un besoin confus de sentir supérieure à la leur la volonté d'autrui et de se laisser guider par elle. Ils n'ont plus les qualités psychiques de l'homme adulte ; leur cerveau est celui d'un enfant docile, obéissant, qui écoute et suit scrupuleusement un ordre donné avec autorité, sous la forme d'images verbales ou d'images musculaires.

Le maintien d'une attitude donnée n'est chez eux qu'une manifestation de ce besoin naturel aux êtres inférieurs de se sentir soumis et gouvernés, de se livrer entièrement à une intelligence supérieure, d'obéir sans contrôle à quelqu'un qui a su leur en imposer ou de l'imiter servilement.

La conscience confuse de leur dégradation semble se traduire chez eux par une soumission aveugle à toutes les personnes qui leur prodiguent des soins ; ils obéissent ainsi passivement aux ordres de ceux qui ont réussi à prendre sur eux l'ascendant d'intelligences plus élevées et semblent ne plus se sentir le droit de leur résister.

Quand on soulève leurs membres, ils ne savent, ne peuvent comprendre ce qu'on exige d'eux, mais ils se croient obligés de garder la position donnée aussi longtemps que possible.

Cette tâche leur est d'ailleurs rendue beaucoup plus facile par l'existence à peu près constante chez eux de troubles de la sensibilité qui diminue leur fatigue. Tous ces affaiblis intellectuels, incapables de jugement, d'attention volontaire, ne peuvent percevoir la douleur que d'une façon obtuse, car celle-ci exige, pour se produire dans toute son intensité, une série d'opérations intellectuelles, elle est une sorte de fonction de l'intelligence (1).

Ces phénomènes cataleptoïdes présentés par les faibles d'esprit et les déments ont été mentionnés par différents auteurs tels que Bourdin, Krafft-Ebing, Arndt, Svetlin.

On les rencontre chez les paralytiques généraux arrivés au dernier terme de leur maladie; leur déchéance cérébrale les rend végétatifs et passifs. Dans la première période de la paralysie générale, lorsqu'elle revêt la forme dépressive hypochondriaque, on observe également des états cataleptiques, mais ils sont assez différents de ceux qui surviennent dans la démence confirmée en l'absence de tout délire ; les malades peuvent être plongés en effet dans une véritable stupeur.

« Ils sont dominés, dit M. Dagonet (2), par une même idée dépri-

<hr>

(1) CH. RICHET. *L'homme et l'intelligence*, 1884, p. 22.

(2) DAGONET. De la stupeur dans les maladies mentales. *Ann. médico-psychol.*, 1862, p. 385.

mante et stupéfiante à la fois ; ils ne portent leur attention sur aucune autre chose ; leur esprit est sans cesse tendu dans la même direction ; l'idée unique qui les absorbe c'est que leurs organes sont en voie de décomposition, qu'ils sont pourris ; qu'ils n'ont plus d'estomac, d'intestins ; que le passage est entièrement fermé aux aliments et que l'obstruction deviendra d'autant plus grande et plus grave qu'on essaiera par la force d'introduire des aliments dans l'appareil digestif. Les rares pensées qu'ils manifestent, tournent sans cesse dans le cercle de cette même préoccupation et les autres fonctions de l'intelligence sont entièrement suspendues. »

Les phénomènes cataleptiques qui peuvent se manifester dans ces cas de stupeur paralytique, ne sauraient être confondus avec cette tendance des déments à garder les attitudes qu'on leur donne en l'absence de tout délire.

L'observation suivante montre bien un de ces exemples de passivité musculaire simple dans un cas de démence vésanique.

Obs. XIII (Personnelle. Service du Dr Briand).

M. M..., 43 ans, est internée depuis le mois de décembre 1880.

Les nombreux certificats qui la concernent depuis son premier internement s'accordent à reconnaître chez la malade un délire mélancolique.

24 décembre 1880.

Lypémanie avec refus des aliments, se trouve dans une période de dépression.

Dr Damis (St-Venant).

Décembre 1878. Lypémanie avec stupeur, pleurs, gémissements, lenteur extrême dans les réponses et dans les mouvements.

Puis en 1894, on voit signalé dans les certificats l'affaiblissement des facultés de la malade : Démence, gâtisme, ne prend aucun soin de sa personne et de ses vêtements (Dr Porty). — Intelligence en voie de déclin (Dr M. Briand).

Décembre 1894. La malade est généralement immobile sur une chaise, les cheveux en désordre, ses vêtements continuellement souillés par la salive qu'elle laisse écouler hors de sa bouche.

L'expression générale de la physionomie est d'une inintelligence absolue, le regard est vague, atone ; les traits sans expression, les lèvres entr'ouvertes ; lorsqu'on la regarde, elle sourit niaisement. Elle a un tic de la face, elle a du balancement automatique du pied, elle ne parle jamais spontanément. Elle ne mange pas seule ; pour qu'elle se nourrisse, il faut lui mettre la nourriture dans la bouche. Gâtisme.

Son immobilité est quelquefois coupée par de petits accès d'agitation pendant lesquels elle court impulsivement, se frappe sur les premiers obstacles qu'elle rencontre ou se précipite machinalement du côté des portes.

Tout indique à l'examen une déchéance intellectuelle profonde. Elle ne sait répondre que par un bredouillement informe aux questions qu'on lui adresse. Les seuls mots qu'elle prononce distinctement sont des mots orduriers. On lui met une plume entre les mains et on l'invite à écrire. Elle trace sur le papier un petit nombre de signes inintelligibles.

Pendant tout le mois de décembre 1894, elle a montré une passivité musculaire absolue, elle garde toutes les attitudes qu'on lui donne ; elle paraît être entièrement indifférente aux manipulations qu'elle subit ; elle semble ne pas les remarquer et ne pas songer à les modifier. Cette passivité musculaire existe pour tous les muscles volontaires.

Nous soulevons une jambe de la malade pendant qu'elle est debout, elle reste ainsi sur un seul pied pendant huit minutes. Elle conserve la position génu-pectorale un quart d'heure. Ses bras, sa tête, gardent également les attitudes qu'on leur impose. Pendant ces expériences, le pouls et la respiration restent normales. Le réflexe cubito-palmaire est très exagéré. Les réflexes rotuliens sont exagérés, brusques.

En présence de cette exagération des réflexes rotuliens, nous recherchons chez la malade la trépidation épileptoïde : celle-ci n'existe pas, au contraire lorsqu'on procède à sa recherche, on remarque que le pied reste passivement dans la position de flexion ou d'extension où on le met.

Réflexe pharyngien normal.

Réflexe cutané plantaire aboli.

La sensibilité à la douleur, la seule qu'il soit possible d'examiner chez la malade, est intacte.

Il existe une hyperesthésie musculaire très prononcée. La malade crie, résiste lorsqu'on saisit brusquement les masses musculaires du bras, de la cuisse.

Dans le mois de janvier 1895, l'état cataleptoïde se modifie beaucoup, la malade est toujours passive, mais les attitudes ne sont plus conservées que quelques minutes.

Les observations citées par Ch. Féré et rapportées par MM. Séglas et Chaslin dans les *Archives de neurologie* montrent des phénomènes cataleptoïdes analogues chez des épileptiques affaiblis intellectuellement.

Obs. XIV. — Ch. Féré, in Séglas et Chaslin. *Arch. Neurol.*, 1888, t. XV.

L..., 20 ans, a été élevé dans le service des enfants. Attaques fréquentes d'épilepsie diurnes et nocturnes qui ont amené un *affaiblissement intellectuel* de plus en plus prononcé. Morsure de la langue ; aura en forme de boule ; aucun signe d'hystérie, pas de perte de la sensibilité au tact, à la douleur, à la température. Pas de troubles du sens musculaire. Ce malade a la faculté singulière de conserver indéfiniment (plus d'une demi-heure) sans tremblement ni sensation de fatigue, les positions qu'on imprime passivement à ses membres, ou qu'il veut lui-même prendre et garder, et cela les yeux ouverts. Dans cet état, les muscles présentent seulement une légère raideur.

Obs. XV (Personnelle. Service du Dr Paul Garnier).

Sommaire. — *Imbécillité. Mutisme absolu. Obéissance passive au commandement. Phénomènes cataleptoïdes.*

On conduit à l'infirmerie spéciale de la Préfecture de police, le 7 mai 1895, le nommé H..., avec le certificat suivant du médecin de la Grande-Roquette.

« Le nommé H..., détenu à la Grande-Roquette, sur lequel on a des renseignements qui pourraient le faire passer pour un simulateur, présente une obstination à ne pas parler et différentes bizarreries de caractère qui peuvent faire admettre un désordre cérébral sérieux. Il se refuse à manger et garde sa salive dans la bouche sans l'avaler. Ce malade est à mettre en observation. »

Les antécédents héréditaires de H... sont absolument inconnus ; on ne sait que peu de choses sur ses antécédents personnels. Il a passé la plus grande partie de sa vie en prison pour des faits peu graves, en général pour vagabondage. Au mois de décembre 1894, il était enfermé à Mazas. Il s'y conduisait d'une façon tellement bizarre, que les gardiens et les détenus le regardaient comme un *malheureux*, comme un *idiot*. Il ne parlait spontanément à personne, paraissait toujours sombre, préoccupé. Le matin à l'appel, il répondait « présent ». Il désignait au moment du repas, les plats qu'il désirait se procurer avec son pécule ; c'étaient là les seules paroles qu'il prononçait dans toute sa journée. Il travaillait très régulièrement, se montrait très docile et n'encourait jamais aucune punition. Quelquefois cependant, excité par les plaisanteries de ses compagnons de détention, il a fait preuve de violence.

H... a quitté Mazas vers le milieu du mois de mars 1894. Le 22 du même mois, il est arrêté de nouveau pour vagabondage et condamné le 5 avril, par la dixième chambre correctionnelle à quatre mois de prison. C'est dans le cours de cette dernière détention qu'il a été transporté à l'infirmerie spéciale de la Préfecture.

H... est âgé de 31 ans. De taille moyenne, d'une constitution corporelle peu robuste ; amaigri, pâli par le régime des prisons, il est dans un état général peu satisfaisant. Ses épaules sont légèrement voûtées. Son crâne, sa face sont parsemés de signes physiques de dégénérescence. (adhérence du lobule de l'oreille, déviation du nez, aplatissement du front et de la boîte crânienne du côté gauche, voûte palatine légèrement ogivale).

Au moment de la visite, le 8 mai, H... présente l'attitude suivante : il est

assis, les bras appliqués contre le thorax ; les avant-bras et les mains légèrement fléchis reposent sur l'extrémité supérieure des cuisses ; la tête est baissée, le front un peu plissé, les traits plutôt inertes que contractés, les paupières
animées de clignements continuels (jusqu'à 104 dans une seule minute), les
yeux vagues dirigés vers le sol, ne paraissant rien regarder. Les mains, la pointe
du nez, les oreilles présentent un certain degré de refroidissement.

Pouls, 55 par minute.

Respiration, 17 par minute.

Nous ne constatons aucune réaction aux piqûres d'épingle.

H... a gardé pendant la visite un mutisme absolu. On n'a pu en tirer aucune
parole ; il ne parle pas plus aux infirmiers qu'aux médecins ; il ne formule
jamais aucune espèce de demande. Quand on lui donne sa nourriture, il mange.
Il est calme dans sa cellule ; quelquefois debout, le plus souvent assis sur le
bord de son lit, les yeux fixés à terre. Le soir il fait son lit, se couche tran-
quillement ; la nuit on n'entend aucun bruit dans sa cellule ; il paraît dormir
assez bien.

M. le Docteur Garnier met sur le dossier la note suivante :

« Mutisme intentionnel, simulation probable. »

Le 10 mai. Mutisme toujours absolu. Même état. Clignement continuel des
paupières. Ne pouvant en tirer aucune parole, on essaie de le faire écrire ; on
place du papier devant lui, on soulève son bras droit et on met un porte-
plume dans sa main. Il n'esquisse pas le moindre mouvement de résistance et
reste passif dans l'attitude donnée. Il n'essaie même pas de tracer quelques
signes sur le papier.

Cependant H... quand on lui ordonne des actes plus simples, moins compliqués que la parole ou l'écriture, fait preuve d'une obéissance absolue. Au
commandement il lève un bras, une jambe ; il ouvre la bouche, tire la langue,
se met debout, marche, s'arrête. Tous ces mouvements que H... exécute sans
hésitation, ne s'accompagnent d'aucun changement dans l'expression de sa
physionomie. Cependant, pressé de questions, prié instamment de proférer
quelques mots, de cesser ce qu'on lui dit être « une farce, une comédie », il
finit par sourire niaisement, inintelligemment pendant une demi-minute environ,
et reprend bientôt son masque stupide, sans expression.

Dans la journée H... se promène de long en large dans sa cellule, il se met
dans un coin quand nous nous approchons de lui. On lui demande s'il désire
manger. Pas de réponse. Quand on lui apporte sa nourriture, il l'avale avec
avidité.

12 mai. Même mutisme, même attitude. Extrémités froides. Pouls, 52. Respiration, 16. La recherche des réflexes donne les résultats suivants : Les
réflexes cubito-palmaire et pharyngien sont abolis. Les réflexes rotulien et
conjonctival très diminués.

H... présente toujours la même tendance à garder les attitudes données. On
place son bras gauche horizontalement ; son bras droit est légèrement éloigné du
corps ; l'avant-bras un peu fléchi sur le bras ; il reste dans cette position. Au

bout d'un quart d'heure, ses mouvements respiratoires sont plus amples, plus profonds ; son pouls bat 65. Pas de rougeur de la face, pas de sueurs ; extrémités toujours froides ; quelques secousses musculaires. Les membres s'abaissent. Au bout de vingt minutes la fatigue devient un peu plus manifeste. H... ne quitte l'attitude donnée que lorsqu'on le lui ordonne. (Voir planche II.)

Dans la journée il reste plusieurs heures, la tête baissée, à saliver et à cracher.

15 mai. Même état, même vie, calme, monotone. On le soumet de nouveau à des épreuves d'attitude. Son bras gauche est élevé verticalement, son bras droit horizontalement ; la tête est renversée en arrière, la bouche ouverte, la langue tirée hors de la bouche.

Début. — Pouls, 54. Respiration, 16. Après cinq minutes : pouls, 60 ; respiration, 17. Après un quart d'heure : pouls, 70 ; respiration, 19.

Les membres s'abaissent avec tremblement, secousses musculaires. On voit manifestement qu'il s'efforce de sauvegarder son attitude.

Pendant cet examen le son d'une sonnette vient couper brusquement le silence de la pièce où nous examinons H... ; ce bruit inattendu le fait légèrement tressaillir et ses bras retombent immédiatement. On ouvre la porte, aux premières paroles qu'il entend prononcer, H... reprend subitement l'attitude qu'il vient de quitter.

Du 15 au 16 mai, H... soumis à une observation minutieuse, présente le même calme, le même mutisme. Il refuse, le 18, la nourriture qu'on lui apporte ; les jours suivants, il continue à ne pas manger. Il présente toujours la même tendance à garder les attitudes qu'on lui donne, et à exécuter les mouvements qu'on lui commande.

Nous remarquons que son anesthésie n'est pas absolue, qu'il tressaille, lorsqu'on le pique sans qu'il s'y attende et surtout sans qu'il voie l'épingle.

Cependant l'aloès, le sulfate de quinine semblent ne déterminer aucune sensation désagréable ; on lui en fait avaler de notables quantités, sans qu'il en éprouve de répulsion quelconque.

A la visite il sourit quelquefois, lorsqu'on lui a parlé longtemps et surtout lorsqu'il voit rire les personnes qui lui parlent.

Du 16 au 20, il ne dort pas la nuit. H... est envoyé le 21 à l'asile Sainte-Anne avec le certificat suivant de M. le docteur Garnier :

« État de stupeur avec mutisme obstiné et immobilité absolue.

« Attitudes cataleptoïdes (les membres gardent la position qu'on leur donne).

« Facies figé où apparaît pourtant à certains moments un sourire vite dissipé. Sommeil agité, refus presque absolu des aliments depuis trois jours. Dysesthésie. Refroidissement des extrémités. Nécessité d'une plus longue observation à l'asile Sainte-Anne. »

Placé dans le service de M. le Dr Magnan, H... malgré des interrogatoires répétés ne se départit pas de son mutisme.

Il fait parfois avec la tête quelques signes de négation et d'affirmation, mais on ne parvient à en tirer aucune parole.

22 mai. On essaie de pratiquer l'examen de son champ visuel en correspondant avec lui par signes conventionnels.

Nous lui disons de nous serrer la main lorsqu'il verra apparaître le curseur mobile du campimètre. Il nous serre effectivement la main, mais cette épreuve répétée ne fournit que des résultats variables et contradictoires.

On lui fait prendre des poses cataleptiques. On élève ses bras verticalement, et on le fait tenir sur la jambe droite. Au bout d'un certain temps il se met sur la jambe gauche. Ses bras tremblent ; il a des contractions du grand dentelé et du grand pectoral.

24 mai. On le soumet à l'électrisation. Il supporte bien les courants faibles, mais les courants interrompus forts le sortent de sa torpeur ; il jette au loin les électrodes sans pousser un cri, ni dire un mot.

On lui fait prendre très facilement trois poses de lutteur, qu'il garde fort longtemps. Le lendemain et les jours suivants, il les reproduit sans hésitation lorsqu'on le lui commande. Depuis qu'il est à l'asile Saint-Anne, H... se tient généralement immobile, ses extrémités sont toujours un peu refroidies, son pouls assez lent, 52 à 56 pulsations, ses respirations sont superficielles, au nombre de seize. Il ne refuse plus la nourriture. La nuit son sommeil paraît être bon. C'est dans ce même état qu'il se trouve actuellement.

RÉFLEXIONS. — Pour M. le Dr Garnier, l'hypothèse d'une tentative de simulation de la part de H... doit être écartée. Il n'a que peu d'intérêt à simuler actuellement, ayant déjà accompli une partie de sa peine ; et il présente un ensemble suffisant de symptômes, pour qu'on puisse le déclarer *aliéné*. Les renseignements assez précis qui nous ont été fournis sur son séjour à Mazas, du mois de décembre 1893 au mois de février 1894 avant sa dernière condamnation, confirment cette manière de voir. Toujours sombre, ne parlant spontanément à personne, paraissant en proie à des préoccupations de nature triste, il s'y conduisait d'une façon insolite, bizarre, mais n'encourait cependant jamais aucune punition. Détenus et gardiens en étaient arrivés à le considérer suivant leur expression, les uns comme un « *malheureux* », les autres comme un « *idiot* »

Les stigmates physiques de dégénérescence que présente H..., l'expression inintelligente de sa physionomie, les renseignements recueillis touchant son état mental antérieur, semblent nous autoriser à le classer parmi les faibles d'esprit.

Il est d'une débilité mentale qui approche de l'imbécillité. On ne saurait émettre actuellement que des hypothèses de peu de valeur sur la nature des idées délirantes survenues sur ce terrain. Cette question doit être réservée et ne pourra être résolue que le jour où H... se sera départi de son mutisme absolu.

Mais ce qui doit surtout nous intéresser dans cette observation, c'est l'étude des phénomènes cataleptiques présentés par H...; ils ne sont en effet nullement comparables à ceux qu'on observe, soit au cours de l'hystérie, soit au cours des psychoses ; il suffit pour s'en convaincre de relever les incorrections nombreuses qu'ils présentent.

D'abord, d'une manière générale, il existe une absence complète de parallélisme entre l'état cataleptique et l'état psychique de H... Il est possible, en effet, de correspondre avec lui par signes conventionnels. Son intelligence est assez intacte pour qu'il ait conservé la faculté d'apprendre et de reproduire à intervalles éloignés des actes compliqués, tels que les attitudes de lutteur dont nous avons parlé dans l'observation.

Il ne présente pas la raideur automatique des malades chez lesquels ces phénomènes sont absolument involontaires.

Quand on le laisse seul ou qu'on paraît ne plus l'observer attentivement, il quitte les attitudes incommodes qu'on lui a données, se repose un certain temps et les reprend dès qu'il se sent soumis à une nouvelle observation.

Quand il est fatigué de se tenir sur la jambe droite, il se met sur la jambe gauche.

Il fait des efforts manifestes pour conserver la position que lui fait perdre la fatigue. On n'observe pas de chute progressive, insensible des membres soulevés ; un certain nombre de muscles (grand dentelé, grand pectoral) sont animés au bout d'un temps variable de contractions violentes.

La fréquence du pouls augmente rapidement pendant qu'il maintient ses attitudes (de 54 à 90 pulsations).

Les mouvements respiratoires deviennent plus amples, plus inégaux.

Toutes ces irrégularités prouvent bien que les phénomènes cataleptoïdes présentés par H... ne sont pas du même ordre que ceux qu'on rencontre chez les hallucinés, dans les délires très actifs ou dans la confusion mentale.

Ces phénomènes moteurs observés chez H... sont à rapprocher de ceux qui ont été signalés chez les déments, ou chez les faibles d'esprit ; c'est une simple tendance à garder les positions données, par soumission passive à la personne qui les dicte.

H... est un être timide, facile à dominer, qui se croit tenu d'exécuter les mouvements qu'on lui commande, et de conserver les attitudes imposées. Son absence de résistance et de réaction n'est pas celle d'un vrai cataleptique, mais d'un faible d'esprit, qui fait abandon du peu de volonté qu'il possède, pour se soumettre à une personne étrangère qui sait lui en imposer. Lorsqu'on soulève son bras, il ne comprend pas ce qu'on exige de lui ; il croit simplement devoir obéir scrupuleusement et ne rien changer à l'attitude donnée. Dans sa nonchalante imbécillité, il se résigne à n'être qu'un mannequin entre les mains des personnes qui le conduisent, qui le gouvernent. On se trouve en présence d'une simple passivité musculaire, d'une fausse catalepsie chez un dégénéré inférieur.

H... n'est donc pas un simulateur, c'est bien un aliéné ; comme tel il n'est qu'un exemple de plus à ajouter à la liste fort longue des malades (excités, maniaques mélancoliques, paralytiques généraux) que les exécuteurs d'une justice sommaire envoient sans examen médico-légal peupler les prisons et qui cependant ne méritent d'autre peine que le séjour dans un asile d'aliénés.

CHAPITRE X

Épilepsie.

La plupart des auteurs s'accordent à reconnaître qu'on peut observer dans l'épilepsie des phénomènes cataleptiques.

Pour Linas cependant, la coexistence des deux névroses est assez rare. Guisard de Montpellier, dit-il, en a rapporté un exemple. C'était une jeune fille de 20 ans dont les attaques d'épilepsie étaient suivies de phénomènes cataleptiques bien caractérisés. On trouve dans la thèse de Favrot, ajoute-t-il, l'observation d'une jeune fille de 23 ans, Virginie Thérèse, qui avait des crises alternatives d'hystérie, d'épilepsie et de catalepsie.

D'après Grasset (1), l'épilepsie peut avoir des rapports avec la catalepsie, soit que l'attaque d'épilepsie se termine par la catalepsie, soit que les attaques d'épilepsie et de catalepsie alternent.

Benedikt (2) pense que beaucoup d'accès passagers de catalepsie n'ont que la valeur d'une attaque d'épilepsie larvée.

Svetlin est nettement catégorique sur le même sujet:

« Les accès passagers de catalepsia simplex, dit cet auteur, ont tant de rapports et d'analogie avec les accès d'épilepsie larvée qu'il est souvent difficile d'assigner des limites exactes à ces deux maladies. Le mode de début, la durée, l'intervalle des attaques, l'étiologie, tout plaide en faveur de la parenté de ces deux états. Ce que les Français ont appelé le petit mal, le vertige épileptique, ressemble absolument à la catalepsie passagère, et pour nous, nous ne craindrons pas de ranger celle-ci parmi les formes nombreuses de cette névrose protéique, l'épilepsie ; cela nous semble plus rationnel et plus logique que de décrire une catalepsie à forme épileptique comme Elock, car nous

---

(1) GRASSET. *Maladies du système nerveux*, 3ᵉ édit., vol. II, p. 929.
(2) BENEDIKT. *Wiener medicinische Presse*, 1869, nᵒˢ 16-17.

croyons que l'existence de la catalepsie idiopathique n'est nullement démontrée. »

Chez les épileptiques qui ont des crises complètes, bien caractérisées par leurs trois phases de tonus, clonus, stertor, c'est surtout après l'attaque qu'on peut observer des phénomènes de catalepsie. Les malades sont plongés dans un assoupissement profond, dans une sorte de stupeur qui peut ne durer que quelques minutes, mais qui peut se prolonger beaucoup plus longtemps, surtout quand les crises se multiplient. Cet état est caractérisé par une grande hébétude, une obtusion intellectuelle profonde ; les troubles de la sensibilité, dit M. F é r é (1), portent à la fois sur la sensibilité au contact, à la température, à la douleur. L'anesthésie complète de la stupeur s'efface insensiblement, mais elle s'attarde souvent dans certaines régions, et dans un bon nombre de cas, ils restent évidents plusieurs heures encore après la décharge.

On peut observer dans des cas plus rares que la catalepsie précède l'attaque d'épilepsie. Il est fort probable qu'elle se relie alors à l'existence d'un délire actif de la nature des délires transitoires épileptiques qu'on observe si fréquemment avant les crises convulsives. Il est très difficile de l'affirmer, parce que les malades perdent tout souvenir de ce qu'ils ont ressenti pendant toute la durée de leur crise; mais cette hypothèse n'a rien d'inadmissible car on sent que les délires épileptiques affectent une forme quelconque, maniaque, mélancolique, circulaire... et que des états cataleptiques peuvent précisément accompagner chacune de ces formes mentales.

Enfin l'attaque de catalepsie peut alterner avec les grandes crises convulsives, les remplacer et alors faire partie du groupe de celles que B e n e d i k t, S v e t l i n considèrent comme relevant de l'épilepsie larvée.

Cette dernière forme d'épilepsie est en effet essentiellement caractérisée par une perte de conscience, brusque, momentanée, accompagnée d'une amnésie complète de ce qui s'est passé pendant l'attaque. Ainsi dans l'*absence*, le malade s'interrompt brusquement au milieu d'une conversation, perd connaissance quelques secondes, puis revient à lui et continue la phrase commencée. D'autres inter-

(1) CH. FÉRÉ. *Les épilepsies et les épileptiques,* p. 188.

rompent l'ouvrage commencé ou se livrent à quelques mouvements incohérents qui en troublent momentanément l'ordonnance.

Or, ces mêmes caractères se retrouvent nettement dans certaines attaques de catalepsie, il est donc fort probable qu'elles relèvent de l'épilepsie larvée, comme le soutiennent Benedikt et Svetlin.

Obs. XVI. — Eichmann. *Preuss. Vereinszeitung,* 1849, n° 21.

Sommaire. — *Catalepsie brusque, passagère, avec perte de conscience et amnésie.*

Une jeune dame était prise subitement d'attaques cataleptiques, elle interrompait la phrase commencée et restait immobile dans la position qu'elle avait avant l'accès ; la flexibilité des membres était absolue. Toutes les sensibilités tant générales que spéciales étaient complètement abolies ; la pupille ne réagissait pas même à la plus forte lumière. Le visage était pâle, le pouls lent et plein, la respiration faible, la température de la peau un peu abaissée ; l'accès se terminait aussi subitement qu'il avait commencé. La malade reprenait la conversation où elle l'avait laissée ; il y avait amnésie complète.

Réflexions. — Cette attaque de catalepsie a tous les caractères d'une attaque d'épilepsie larvée. On y trouve, en effet, un début brusque, instantané, une perte de conscience momentanée, une amnésie complète, consécutive, portant sur tous les faits survenus depuis le début de la crise. L'observation suivante est analogue, quoique la durée de l'attaque soit un peu plus longue.

Obs. XVII. — Lacassagne. *Mémoires de l'Académie de médecine,* 1868.

Sommaire. — *Catalepsie passagère, brusque, avec perte de conscience et amnésie.*

Lacassagne raconte l'histoire d'un de ses amis de collège qui avait de fréquentes attaques de catalepsie, pendant lesquelles il perdait complètement connaissance. A son réveil il continuait une conversation, un travail commencé au point même où ils avaient été interrompus, sans jamais se douter de ce qui lui était arrivé. Une fois il causait avec sa mère et sa sœur, on parlait de journaux. Tout à coup, au moment où il prononce le mot de *charivari* et où il n'avait encore prononcé que les deux premières syllabes de ce mot « chari », il est saisi par une attaque. Le malheureux reste cloué deux heures sur sa chaise et à son réveil il prononce les deux syllabes « vari », et continue la phrase commencée.

Il a eu des attaques pendant qu'il chantait en s'accompagnant au piano. A son réveil, il continuait le motif où il avait été interrompu sans la moindre hésitation, sans la plus légère incertitude.

OBS. XVIII. — HAMMOND. *Traité des maladies du système nerveux*, 1879, p. 886.

SOMMAIRE. — *Alternatives d'attaques de catalepsie et d'épilepsie.*

Une jeune fille était prise d'*accès cataleptiques* une fois par semaine en moyenne et d'*accès épileptiques* deux ou trois fois dans les intervalles de la catalepsie. Cinq ans auparavant, elle avait passé six mois en France, mais n'y avait acquis qu'une connaissance très superficielle du français, à peine suffisante pour lui permettre de demander à table les mets qui lui plaisaient. Immédiatement avant ses accès cataleptiques, elle tombait dans un état d'extase pendant lequel elle récitait des poésies françaises et prononçait dans la même langue des discours sur la vertu et la piété. Dans ces moments, elle prononçait parfaitement bien et ne semblait jamais embarrassée pour trouver les expressions propres. Elle était, selon toute apparence, insensible aux excitations extérieures, mais elle restait assise dans sa chaise, fixe et immobile, regardant dans le vague et ne cessant de parler un seul instant. Peu à peu elle était prise de son accès cataleptique dans lequel elle restait plongée d'ordinaire deux ou trois heures.

RÉFLEXIONS. — On voit dans cette observation des attaques de catalepsie avec délire se manifester régulièrement dans l'intervalle de crises épileptiques. Peut-être pourrait-on considérer ce délire avec état cataleptique, comme l'équivalent d'une attaque d'épilepsie.

OBS. XIX. — A case of catalepsy followed by epilepsy in a military officer. — CHAPPLE. *The Lancet,* 9 janvier 1875, p. 42.

SOMMAIRE. — *Attaque de catalepsie précédant une crise épileptique complète. Crises d'épilepsie larvée consécutives.*

On me fait dire, un matin, que le capitaine J. B... est malade. C'était un de mes amis; je me rendis immédiatement chez lui. A ma grande surprise, je trouve le capitaine, que je supposais couché, assis devant une table et tenant à la main une lettre ouverte. Je lui souhaite le bonjour. Il garde le silence. On m'a dit que vous étiez malade, capitaine. Pas de réponse. Je m'approchai de lui et l'examinai, il n'y eut alors aucun doute pour moi qu'il ne fût en catalepsie. Sa position était entièrement naturelle; sa main droite était restée sur la table, de sa main gauche il tenait le haut d'une lettre; son attaque avait dû le saisir brusquement. Sa figure était froide et pâle, son pouls lent et faible. Je le fis transporter dans sa chambre; il garda la même position que lorsqu'il était assis, ses bras toujours fixés comme s'il tenait une lettre. Mis sur son lit, il garda des positions qu'il lui aurait été impossible de tenir en temps ordinaire, avec les plus grandes contentions musculaires. En même temps on pouvait entendre un bruit continuel avec exacerbations, qui se passait dans les muscles, quoique le malade ne fît pas le moindre mouvement.

Puis, tout à coup, la scène change, une attaque d'épilepsie avec sa rapidité et sa brusquerie ordinaires survint classique, sans irrégularités.

Peu de temps après, le capitaine B... vint me consulter. Au milieu de sa conversation, il s'arrêta tout à coup, regarda intentionnellement vers la porte ouverte derrière mon dos, répétant des monosyllabes : « Quoi, où, oui », en même temps penchant son corps en avant.

Pensant qu'il y avait peut-être quelqu'un du côté de la porte, je me retournai, mais je ne vis personne. Je regardai alors mon ami. Il respira profondément et dit : « Je viens de ressentir quelque chose de singulier. »

En réalité, il venait d'avoir une attaque de petit mal; je remarquai que l'expression de sa physionomie avait à peine changé pendant son attaque, ce qui est rare, car ordinairement, dans le petit mal, la bouche se tourne et les traits sont altérés.

Je vis dans la suite le capitaine B... avoir des attaques de petit mal dans une foule de circonstances : à table, à cheval, où il laissait tomber ses rênes, sa cravache, mais ne fit lui-même jamais de chute.

Traitement. — Bromure de potassium qui diminua le nombre des attaques.

Chapple termine en se demandant où finit la catalepsie, où commence l'épilepsie. Il se déclare incapable de résoudre cette question.

CHAPITRE XI

Hystérie.

L'hystérie est la cause la plus fréquente des états cataleptiques qui se développent en dehors de l'aliénation mentale. Ces catalepsies hystériques, connues surtout par les travaux de Charcot, sont complètement décrites dans l'ouvrage de Richer (1) sur l'hystérie.

Elles peuvent être spontanées ou provoquées ; leur invasion, leur terminaison sont plus brusques, leur durée plus courte que celles des états cataleptiformes liés aux psychoses. La raideur musculaire y est plus grande ; les accès sont plus complets et plus intermittents.

L'hystérie est une cause si importante et si active de catalepsie, qu'il est toujours intéressant de rechercher chez un aliéné cataleptique les stigmates de cette névrose. Dans la grande majorité des observations cette recherche ne conduit à rien de précis ; on trouve bien quelques troubles de la sensibilité cutanée et de l'activité réflexe, mais ce sont là des phénomènes banals qui s'observent communément chez les aliénés et qui ne peuvent suffire au diagnostic de l'hystérie. Les psychoses peuvent donc seules sans le secours d'une névrose produire des états cataleptiques ; c'est un fait trop évident pour avoir été jamais contesté ; on en a plutôt exagéré l'importance puisque certains auteurs tels que Arndt, Hasse, Watson, Svetlin, Cavalier déclarent qu'aucune catalepsie ne peut exister sans une psychose l'accompagnant ou la suivant.

Cependant dans les cas où la recherche des stigmates de l'hystérie donne des résultats positifs, c'est-à-dire quand cette névrose coexiste avec une maladie mentale, il peut être souvent difficile d'interpréter les faits et d'attribuer à chaque maladie la part qui lui revient dans la production des phénomènes observés.

(1) P. RICHER. *Étude clinique sur la grande hystérie*, 1885.

Dans un premier groupe de cas, la catalepsie peut survenir au milieu d'attaques convulsives, débuter brusquement, cesser de même, ne durer que quelques heures ; elle peut être mêlée à d'autres manifestations franchement hystériques, elle peut être provoquée artificiellement. On ne saurait alors avoir aucun doute sur la nature hystérique de l'accès cataleptique observé.

Ainsi Léonie S..., dont l'observation fait le principal objet de la thèse de Chaume, présenta tout ensemble des symptômes d'hystérie, de délire maniaque, de mélancolie, d'extase et de catalepsie.

Dans une observation de Mesnet (1), la maladie débuta par de violents et nombreux accès d'hystérie simple ; puis survinrent des accès de catalepsie qui s'entremêlèrent aux convulsions hystériques. Plus tard des phénomènes de somnambulisme et d'extase vinrent s'ajouter aux autres troubles de l'innervation. Pendant la veille, cette malade était *dans un état habituel de dépression mélancolique* qu'interrompaient fréquemment les crises nerveuses.

Durant ses accès de somnambulisme elle était en proie à un délire violent, à d'irrésistibles impulsions-suicides, à des hallucinations terrifiantes.

Chez ces malades les accès de catalepsie étaient nettement d'origine hystérique.

Dans d'autres cas, l'état cataleptique ne diffère en rien de ceux que nous avons décrits dans les psychoses, malgré l'existence chez les malades de stigmates hystériques. Là encore l'hystérie peut jouer un certain rôle dans la production de la catalepsie ; elle ne peut qu'aider à son développement en ajoutant les troubles de la perception, de la sensibilité, de l'intelligence qui lui sont spéciaux, à ceux de la psychose qu'elle accompagne. Le fonds hystérique sur lequel se développent les troubles mentaux pourrait contribuer à l'éclosion des phénomènes cataleptiques.

C'est l'opinion soutenue par Meynert (2) qui, sur six cas d'états cataleptiques survenus dans la stupeur, en attribue quatre à la dégénérescence, un à l'hydrocéphalie, un à l'hystérie, et fait remarquer que l'état mental hystérique qui subsiste en dehors de la psychose

<hr>

(1) Mesnet. Étude sur le somnambulisme au point de vue pathologique. *Arch. génér. de médecine*, février 1860.

(2) Fritsch. Zur Kenntniss der Melancholia attonita. *Wiener medecin. Presse*, 1878

concomitante est éminemment propre à favoriser le développement de la catalepsie.

Cette question des rapports de l'hystérie et des psychoses est encore très obscure. Cliniquement d'ailleurs les catalepsies hystériques diffèrent par bien des caractères de ces phénomènes cataleptiformes, que nous avons observés chez les aliénés. Elles peuvent souvent être provoquées artificiellement, cesser de même. Leur début, leur terminaison sont brusques. La flexibilité cireuse y est complète et totale. Elles procèdent d'une manière intermittente par accès, dont la durée ne dépasse pas quelques heures au maximum.

Les catalepsies liées aux maladies mentales sont au contraire caractérisées, comme nous l'avons vu, par la lenteur de leur invasion et de leur terminaison, par la longueur de leur durée, qui peut être de plusieurs années (J. Voisin).

Leur marche est plutôt rémittente qu'intermittente. Généralement elles sont incomplètes et partielles.

Aussi M. Brissaud pense-t-il « qu'il s'agit dans ces différents cas de faits probablement disparates. A côté de la catalepsie vraie, il y aurait l'état cataleptiforme des extatiques, des mélancoliques » (1).

Rieger a vu cependant des catalepsies mélancoliques tellement complètes, tellement intenses, qu'il n'était possible de les distinguer des catalepsies hystériques que par la marche de la maladie, et M. Brissaud ajoute dans sa même leçon sur le cas de délire urémique :

« Peut-être pourrait-on trouver tous les intermédiaires entre l'inertie musculaire de l'halluciné mélancolique et la flexibilité cireuse du cataleptiqne vrai. »

Quoi qu'il en soit, dans la majorité des cas, les catalepsies qui se développent au cours des maladies mentales diffèrent nettement des catalepsies hystériques. Il est difficile de dire si cette différence qui les sépare n'est que clinique et si au point de vue pathogénique elles ne sont pas produites en réalité, les unes et les autres, par le même ensemble de troubles psychiques, survenus par des mécanismes différents.

Les récentes définitions que Janet, Mœbius ont données de l'hys-

(1) BRISSAUD et LAMY. Attitudes cataleptiques chez un brightique délirant. *Gaz. hebdom.*, 1890, p. 365.

térie (maladie par insuffisance cérébrale, par affaiblissement de la faculté de synthèse psychologique, par représentations mentales) en font en effet une véritable psychose ; et on a pu voir dans l'observation V l'analogie au moins apparente qui existe entre l'état mental de certains confus et celui des hystériques, le malade qui en fait l'objet présentant à l'état de veille une série de phénomènes qu'on rencontre surtout dans le sommeil hypnotique (obéissance passive, échokinésie, écholalie, flexibilité cireuse).

CHAPITRE XII

**La catatonie de Kahlbaum. Rôle de la stupeur, de l'hérédité
des intoxications dans la production des états cataleptiques.**

Nous avons vu qu'un auteur allemand avait essayé de créer sous le
nom de catatonie une maladie nouvelle, dans laquelle il groupait
certains troubles musculaires qu'il appelait « troubles musculaires
de tension ».

Le mémoire de Kahlbaum a donné lieu à tant de discussions, les
phénomènes cataleptiques tiennent une si grande place dans la
catatonie, qu'il nous a paru intéressant d'y consacrer quelques lignes.
Nous voudrions exposer le tableau clinique de la maladie et les
principales objections qu'on lui a faites.

L'idée dominante de Kahlbaum était d'opposer une nouvelle
maladie, la Catatonie ou folie de tension, à la paralysie générale ou
folie paralytique, et c'est ainsi qu'il essaya de mettre en regard de
chacun des groupes des symptômes de la méningo-encéphalite,
phénomènes musculaires paralytiques, démence progressive, des
groupes correspondants de symptômes qu'il déclarait caractéristiques de la Catatonie, troubles musculaires de tension, évolution
spéciale.

La maladie de Kahlbaum débuterait toujours par un stade de
mélancolie, au cours de laquelle on observerait de la stupeur et des
phénomènes cataleptiques, et en effet, dans l'esprit de l'auteur, la
mélancolie avec stupeur n'est pas une forme spéciale, comme on le
prétend communément, mais c'est seulement une phase, un stade qui
doit condūire à des quantités d'autres états ; c'est en général le
commencement d'une longue psychose à évolution particulière.
Surtout quand elle s'accompagne de catalepsie, elle est suivie, à
échéance plus ou moins longue, de phénomènes catatoniques, et elle
ne fait alors que marquer le début de la nouvelle maladie.

Cette mélancolie avec stupeur et accidents cataleptiformes fait bientôt place à des accès d'agitation qui ne revêtent pas de forme bien spéciale et qui peuvent représenter soit une excitation maniaque, soit un délire systématisé aigu, soit une série de crises anxieuses mélancoliques. Dans tous les cas, quelle que soit la forme de l'agitation, elle présente certains caractères que Kahlbaum donne comme caractéristiques de la catatonie. Les malades ont quelque chose de pathétique, ils prennent des poses théâtrales ou tragico-religieuses ; ils déclament en haussant le ton, disent des choses ordinaires, triviales, avec des expressions emphatiques. C'est également dans le stade d'agitation qu'on observerait ce symptôme, donné comme très important par Kahlbaum, la verbigération. Il consiste dans la répétition de petits membres de phrases, de mots ou même de sons dépourvus de sens en y mettant des intonations, en les déclamant comme un discours.

Ce stade d'agitation terminé, les malades retombent dans la stupeur ; ils ont une tendance générale à s'opposer à tout mouvement, ils présentent pendant de longues périodes le mutisme le plus absolu, une résistance à toute activité ; ils ne veulent quitter leur lit sous aucun prétexte ; ils refusent toute nourriture.

C'est la tendance négative des catatoniques. Quand ils remuent, c'est pour se fixer dans des attitudes stéréotypées, ou répéter toujours les mêmes mouvements.

Quand la manie, la mélancolie, la stupeur se sont succédé ainsi cycliquement, le malade guérit, ou bien il présente peu à peu des signes de confusion mentale et tombe dans la démence terminale.

Telle est l'évolution que Kahlbaum a voulu opposer à la démence fatale progressive de la paralysie générale. Quels sont maintenant les troubles musculaires de tension qu'il a voulu décrire en regard des troubles paralytiques de la méningo-encéphalite chronique ?

Ce sont des convulsions à toutes les périodes de la maladie, convulsions épileptiques, hystériques, choréiques. Les raideurs musculaires tétaniformes sont très communes, elles persistent souvent assez longtemps pour simuler des contractures. Enfin très fréquemment et surtout dans le stade de stupeur, c'est un état cataleptoïde qui se traduit par de la flexibilitas cerea. Les poses excentriques, les attitudes les plus extraordinaires seraient habituelles aux catatoniques ; sur les muscles du visage ces symptômes musculaires se traduiraient par des grimaces et une tendance ordinaire à allonger les lèvres et à donner ainsi à la face humaine une ressemblance avec le museau d'un animal.

Kahlbaum décrit d'après la gravité du pronostic plusieurs formes de cette singulière maladie.

Il range dans un premier groupe les catatonies simples. La mélancolie avec stupeur et accidents cataleptiques rentrerait dans ce groupe et ne serait qu'une catatonia mitis. A l'appui de son opinion Kahlbaum fait remarquer qu'il y a toujours dans les antécédents d'un mélancolique stupide, des troubles musculaires, des convulsions, qui peuvent, il est vrai, remonter à l'enfance et passer par cela même inaperçus du médecin, mais dont on peut toujours avec un peu de soins retrouver l'existence.

Un deuxième groupe comprendrait tous les cas à pronostic bénin dont l'évolution s'arrêterait après le stade d'agitation maniaque et qui guériraient avant d'entrer dans le deuxième stade de stupeur.

Les deux autres groupes sont constitués l'un par des catatonies graves, l'autre par des catatonies prolongées.

Tel est rapidement tracé le tableau de la maladie imaginée par Kahlbaum et dont le pronostic serait beaucoup plus bénin que celui de la paralysie générale.

Beaucoup d'aliénistes étrangers ont, à la suite de Kahlbaum, admis l'existence de la catatonie, en la modifiant plus ou moins, tels sont Brosius, Schüle, Binder, Kiernan et Spitzka ; mais elle a pour adversaires des auteurs tels que Arndt, Westphal, Tigges, Krafft-Ebing. C'est qu'en effet l'œuvre de Kahlbaum contient des faits très disparates.

On y trouve des observations qui dans les nomenclatures actuelles correspondent exactement au groupe des folies circulaires avec leurs alternatives si nettes de manie, de mélancolie survenant à époque fixe, sans cause connue.

D'autres rentrent dans le cadre de la confusion mentale et de la démence aiguë.

Quelques-uns enfin semblent se rapporter à des cas de mélancolie avec stupeur, coupés par des accès d'anxiété ou quelques crises panophobiques.

D'ailleurs les adversaires de Kahlbaum ont décrit des phénomènes catatoniques dans toutes les maladies mentales. Knecht a même relaté des formes de paralysie générale dont l'histoire clinique rappelle de très près celle des malades de Kahlbaum. C'était détruire la catatonie, puisque dans l'esprit même de l'auteur cette affection devait être directement opposée à la paralysie générale.

Il ne faut donc pas songer à rattacher à une maladie spéciale les états cataleptiques qu'on observe au cours des psychoses. Ils sont cependant en étroite relation avec la stupeur qui les précède ou les accompagne dans la grande majorité des cas.

La stupeur que Pinel confondait avec l'idiotie et que Esquirol qualifiait de démence aiguë, est considérée actuellement par la plupart des aliénistes comme un syndrome, pouvant se rencontrer dans toutes formes de l'aliénation mentale. Elle est caractérisée par l'immobilité du malade, son mutisme, par la diminution de toutes ses fonctions actives et végétatives. La respiration est en effet rare et superficielle, la circulation entravée par une sténie générale des capillaires, la température s'abaisse de quelques dixièmes de degré, quelquefois de un et même deux degrés. Le malade est indifférent à tout ce qui l'entoure. Tantôt il y a chez lui suspension des facultés intellectuelles, tantôt il existe un délire excessivement intense, ou encore une sorte de rêve pénible, de cauchemar avec hallucinations passagères et continuelles.

Comme il est facile de le constater, la grande majorité des observations que nous avons citées, pourraient être réunies sous le titre de « stupeurs cataleptiformes ». C'est qu'en effet, la stupeur et la catalepsie relèvent des mêmes causes physiologiques ; elles sont dues l'une et l'autre à des phénomènes d'arrêt qui s'exercent sur une partie plus ou moins étendue de l'axe cérébro-spinal. Cette communauté d'origine explique comment elles coexistent si souvent.

Les phénomènes cataleptiques peuvent être considérés comme un des états musculaires de la stupeur (Dagonet, Séglas et Chaslin); leur production y est favorisée par l'immobilité, le mutisme, la diminution de l'activité organique et cérébrale qu'on y observe.

La stupeur est donc une des conditions de développement des états cataleptiques, observés au cours des maladies mentales ; il n'est pas sans intérêt de rappeler ici, qu'un grand nombre de catalepsies symptomatiques prennent naissance au milieu d'intoxications variées, et de rapprocher ces phénomènes musculaires stupides des phénomènes musculaires toxiques.

Nous avons montré que l'alcool, qui détermine, suivant les prédispositions des malades, des troubles sensoriels, psychiques ou moteurs, était capable de produire également les troubles neuro-musculaires cataleptiques.

Battaglia (1), Croundace (2), ont fait connaître les catalepsies dues à l'ivresse du haschich. Dans l'observation publiée par ce dernier auteur, il s'agit d'un Indien, qui après avoir abusé de son poison favori, tomba dans un état d'insensibilité complète avec immobilité cataleptique des membres qui conservaient les positions qu'on leur donnait. La sensibilité cutanée était abolie, la conscience absente. Le malade retrouva peu à peu sa connaissance et perdit tout souvenir de ce qui s'était passé pendant son accès qui avait duré trois jours.

Les états cataleptiques se retrouvent dans les auto-intoxications. L'observation de M. Brissaud (3) est ici particulièrement intéressante. Les phénomènes cataleptiformes y sont survenus chez un malade âgé de 75 ans, au milieu d'une attaque d'urémie caractérisée par de l'albuminurie, des œdèmes, des crises dyspnéiques, des convulsions, un délire loquace et incohérent.

C'est encore dans les observations de catalepsies délirantes au cours des maladies infectieuses qu'on peut invoquer l'existence de cette même cause toxique. Rostan a observé des phénomènes cataleptiques dans une pneumonie, Taupin dans une fièvre typhoïde, Landry dans le rhumatisme articulaire aigu, Léopold Lévi (4) chez une malade atteinte d'abcès du cervelet, nombre d'auteurs dans les fièvres intermittentes.

Dans tous ces cas qui viennent d'être cités (alcoolisme, intoxication par le haschich, urémie, maladies infectieuses) il semble qu'une

<hr>

(1) BATTAGLIA. Sul haschich e sua azione. *La Psychiatria*, 1887, ann. V, fasc. 1.

(2) CROUNDACE. Case of catalepsy from an over dose of indian hemp. *Medical Times*, 5 février 1859.

(3) BRISSAUD et LAMY. Attitudes cataleptiques chez un brightique délirant. *Gazette hebdomadaire*, 1890, p. 365.

(4) LÉOPOLD LÉVI. *Bulletin de la Société anatomique*, 1894, p. 166.

substance toxique puisse agir directement sur l'ensemble de l'appareil neuro-musculaire, pour y déterminer les troubles nécessaires au développement de l'état cataleptique.

A côté de ces quelques faits, il nous a paru intéressant de noter que la confusion mentale, la stupidité apparaît souvent à la suite de l'état puerpéral, d'infections diverses, que la mélancolie s'accompagne de troubles de la nutrition générale, que dans la stupeur en général, il existe une certaine cachexie, une certaine déchéance organique (diminution des sécrétions, toxicité des urines, fétidité des sueurs, langue sèche, saburrale, fuliginosités, narines pulvérulentes, amaigrissement). Nous ne faisons que rapprocher ces différentes données, car des expériences précises pourraient seules permettre d'établir l'existence, au cours de la stupeur cataleptique, d'une auto-intoxication portant sur l'appareil neuro-musculaire.

Mais il nous reste maintenant à parler d'une cause plus générale qui paraît présider au développement des catalepsies symptomatiques que nous avons étudiées ; on la retrouve dans la plupart des observations, elle n'est autre que l'hérédité. Le maintien prolongé d'une attitude donnée est une forme de réaction si anormale, elle nécessite une série si complexe de troubles nerveux et musculaires, qu'il n'est pas étonnant de trouver une certaine prédisposition en tête des causes qui rendent son développement plus facile. Cette cause est assurément mal définie, mais elle existe.

M. le professeur Joffroy (1), insistant dans une leçon clinique, sur le rôle de l'hérédité dans la production de la chorée, s'exprime ainsi : « La malformation congénitale du système nerveux, provoquée par une hérédité plus ou moins lourde, plus ou moins longue, ne frappe pas, n'atteint pas tous les appareils également. Chez l'un, ce sera surtout et peut-être exclusivement l'appareil moteur qui sera atteint ; chez l'autre, l'appareil intellectuel ; chez le troisième, l'appareil trophique ou sensitif. Souvent aussi ces différents appareils seront atteints simultanément et à des degrés variables, de manière à réaliser des combinaisons très diverses. »

Ne pourrait-on pas dire, en parlant de la catalepsie comme en

(1) A. Joffroy. De la folie choréique : définition et nature de la chorée. *Semaine médicale*, février 1893, p.

parlant de la chorée, qu'elle réalise précisément une de ces combinaisons, et que chez le cataleptique il existe une certaine malformation de l'appareil neuro-musculaire, qui restera latente jusqu'au jour où une cause variable viendra la mettre en activité.

La catatonie de Kahlbaum n'existe donc pas, les phénomènes cataleptiques liés aux psychoses se développent au milieu de la stupeur sur un organisme nerveux prédisposé par l'hérédité.

CHAPITRE XIII

Simulation.

On peut diviser en plusieurs catégories les simulateurs qui tentent de s'imposer par des attitudes cataleptiques.

Dans un premier groupe de cas, la catalepsie est simulée par des individus malades, qui n'agissent ainsi que sous l'influence d'un certain état morbide. Ce groupe est représenté par des hystériques et des aliénés.

Le deuxième groupe comprend les cas de simulation pratiquée par des personnes absolument saines d'esprit dans le but d'échapper à une peine, à une charge sociale quelconque.

Charcot a étudié la simulation de la catalepsie chez les hystériques, et a indiqué par quels moyens on pouvait, d'une manière générale, la découvrir. Les hystériques simulatrices obéissent à un besoin impérieux, qui est une des particularités de leur état mental, d'exciter la curiosité autour d'elles, de produire chez les autres une impression extraordinaire, de faire parade de leur névrose et de l'exagérer. « On se surprend quelquefois, dit Charcot, à admirer la ruse, la sagacité ou la ténacité inouïe que les femmes, qui sont sous le coup de la grande névrose, mettent en œuvre pour tromper ; elles mentent sans but, sans raison ; c'est dans le mensonge le culte de l'art pour l'art. » Cette même tendance les pousse à simuler différentes maladies, la catalepsie en particulier : nous verrons plus loin quels sont les procédés qui permettent de dévoiler cette simulation.

Certains aliénés peuvent aussi, sous l'influence directe de leur état mental, garder *volontairement* les attitudes qu'on leur impose. C'est dans la nature de leur délire ou de leurs hallucinations qu'il faut souvent rechercher la cause de cette fausse flexibilité cireuse.

Willis avait déjà remarqué que l'immobilité de certains malades était absolument volontaire ; il avait observé ces faits dans les formes graves du délire hypochondriaque. Il cite un certain nombre d'idées délirantes qui, enracinées dans le cerveau d'un aliéné, le condamnent au repos le plus absolu : « Quelques-uns, dit-il, se croient morts et demandent qu'on s'occupe de leurs funérailles, d'autres croient avoir un corps de verre et prennent les plus grandes précautions pour éviter le choc des objets extérieurs. »

De tels malades pourraient sans aucun doute en imposer quelquefois pour des cataleptiques, car en obéissant à leurs convictions délirantes, ils n'osent remuer et changer l'attitude qu'on leur donnée.

Marcé (1) cite aussi des faits analogues. « Chez les aliénés, dit-il, le diagnostic de l'état cataleptique exige plus d'attention, car il peut être simulé par un effort énergique de volonté. Des hallucinés, des mélancoliques en état de stupeur conservent souvent quelquefois pendant un temps fort long les attitudes qu'on leur donne ; mais bientôt les membres tremblent, oscillent et retombent, puis les malades avouent soit au moment même, soit plus tard, qu'ils ont agi sous l'influence d'une idée délirante ou d'une hallucination de l'ouïe, d'un ordre transmis, par exemple, par une voix invisible et qu'ils n'ont maintenu cette attitude qu'à l'aide d'un effort musculaire très énergique et même douloureux. L'anesthésie qu'on a donnée dans les cas de ce genre comme moyen de diagnostic spécial à la catalepsie, est trop commune chez les aliénés pour avoir une grande valeur. »

Toutes les fois que l'on rencontrera chez un aliéné des symptômes de catalepsie, il faudra donc essayer d'approfondir la nature de son délire, pour savoir si ne n'est pas par un effort intense de sa volonté mise au service d'une idée délirante ou d'une hallucination, qu'il parvient à garder plus ou moins longtemps la position donnée.

Dans certains cas, des idées d'indignité, d'incapacité, d'humilité, pourront rendre un malade entièrement passif, en enlevant chez lui toute conception, tout sentiment d'une résistance possible.

Des mélancoliques pourront s'imposer certaines attitudes fatigantes en les considérant comme un supplice mérité pour les fautes qu'ils ont

---

(1) MARCÉ. *Dictionnaire de médecine et chirurgie pratiques*, article Catalepsie.

commises ; certains délirants religieux, comme une pénitence ordonnée par Dieu ; un alcoolique, cité par M. Garnier, *faisait le mort* dans certaines périodes de son délire, pour échapper aux persécutions de ses ennemis imaginaires. Toute une série d'idées hypochondriaques peuvent aboutir au même résultat.

Mais en dehors de ces cas de fausse catalepsie qu'on observe chez les aliénés et les hystériques, et qui ne sont intéressants qu'au point de vue clinique, il en est d'autres où la simulation est pratiquée par des personnes normales, saines d'esprit, et qui sont du plus haut intérêt au point de vue médico-légal.

Les catalepsies étant, en général, symptomatiques d'une affection grave, comme une névrose ou une psychose, on pourrait être conduit, faute d'un examen sérieux, à des erreurs de diagnostic dont il serait facile de faire ressortir l'importance. Avant d'indiquer par quels moyens l'on peut confondre ces simulateurs, nous rapportons l'observation résumée d'un de ces cas de simulation.

Obs. XX. — Simulation de catalepsie chez un militaire. — Walcher. *Union médicale*, 1871, t. XLIV, p. 437.

Un remplaçant militaire, venant de France en Algérie, se présente au mois de novembre 1869 dans l'état suivant : mutisme, yeux un peu ouverts, fixes, mornes, état cataleptiforme de tous les membres ; ceux-ci ainsi que le tronc étaient raides et conservaient cependant facilement toutes les positions qu'on leur donnait. Anesthésie et analgésie de tout le corps, des piqûres d'épingle allant jusqu'au sang, des chatouillements prolongés de la plante des pieds n'évoquaient aucun phénomène réflexe. Impossibilité de faire avaler quoi que ce soit par suite d'un trismus très intense...
....

J'observai le malade sans qu'il m'aperçût, et je pus voir que ses yeux fixes et ternes quand on l'observait directement, prenaient une autre expression et surtout que les paupières se relevaient dès que l'attention des médecins était écartée. Cela me parut étrange ; je me promis de visiter cet homme et de vérifier à loisir l'exactitude des symptômes précédemment décrits. Je lui relevai les deux bras, et je procédai au chatouillement le long des côtes et des flancs ; cela me réussit à merveille. Tout d'abord, contraction générale du corps restant raide, congestion et contorsion de la face ; peu après les bras tombent, se serrent sur les flancs, les genoux remontent et mon cataleptique se tord dans son lit.

L'alimentation artificielle ne put se faire qu'à l'aide de trois infirmiers ; pendant tout le temps de cette opération, j'admonestais et sermonais mon patient, mais sans résultat.

A 3 heures du soir, nouvelle alimentation. Les forces revinrent avec une telle vigueur qu'il fallut appeler cinq aides. J'allais alors commencer mon introduction, répétant toujours : « Si vous n'en voulez plus, dites non ». A ce moment, il gémit ce fameux : non. Ce résultat ne me suffit pas et il dut prononcer un *non* assez fort pour être entendu de tous les assistants.

Je fus alors chargé de parachever cette guérison ; j'ordonnai à cet homme de se lever et de s'habiller ; il voulait continuer sa faiblesse, son mutisme. Quelques paroles persuasives avec secousses capables de le réveiller de sa torpeur, lui firent comprendre l'inutilité de la simulation. Il marcha, mangea, fuma comme les autres et rejoignit son régiment.

Nous apprîmes plus tard que cet homme était un remplaçant alsacien, qui avait dépensé la prime de son remplacé, et qui avait tenté de se soustraire au service militaire en simulant la catalepsie.

Dans les cas analogues à celui qui vient d'être cité, il sera généralement possible de dévoiler la simulation. Chez le vrai cataleptique, l'effort volontaire n'intervient pas dans le maintien des attitudes ; l'activité psycho-motrice volontaire est plus ou moins affaiblie chez lui ; la flexibilité cireuse est produite par des troubles de la perception qui abolissent la sensation de fatigue et rendent persistantes les images kinesthétiques.

Le cataleptique ne faisant pas d'effort pour conserver les attitudes qu'on donne à ses membres, sa respiration, sa circulation restent normales, ses muscles offrent une contraction invariable, toujours égale à elle-même ; le bras soulevé retombe le long du corps peu à peu progressivement, presque sans tremblement, quand les fibres musculaires sont épuisées.

Il se passe des phénomènes tout différents, lorsque la volonté intervient pour le maintien d'une attitude. Au bout d'un temps variable suivant sa force musculaire, le simulateur commence à ressentir une certaine fatigue. Cette fatigue croissant rapidement en intensité, il est obligé de faire des efforts de plus en plus grands pour lutter contre elle ; c'est alors qu'il contracte énergiquement tous les muscles qui peuvent lui servir à sauvegarder sa position. Semblable au dyspnéique qui utilise pour sa respiration un certain nombre de faisceaux musculaires inutiles à la respiration normale, il fait intervenir pour le maintien de son attitude la plupart des muscles du bras et de l'épaule. Ceux-ci deviennent de plus en plus durs, sont animés de contractions de plus en plus violentes et le membre est saisi d'un tremblement à grandes oscillations. Quand la situation est devenue définitivement intolérable, il laisse tomber son bras non pas peu à peu progressivement, mais tout d'un coup, en homme qui abandonne résolument, volontairement, une attitude jugée incommode. Pendant toute la durée de sa tentative, ses différents appareils ont éprouvé un certain nombre de troubles qui se relient au phénomène de l'effort :

Accélération des battements du cœur ;

Accélération et irrégularité de la respiration ;

Rougeur de la face ;

Phénomènes vaso-moteurs divers.

Ces différents troubles seront, en général, facilement constatés par les procédés cliniques ordinaires. Cependant, si le simulateur est très exercé, s'il parvient à les atténuer ou à les diminuer, on pourra par des moyens plus rigoureux, plus exacts, dévoiler la simulation. On se servira du myographe, du pneumographe et du sphygmographe de Marey. L'appréciation des tracés de la contraction musculaire, de la respiration, de la circulation, montrera alors des oscillations dont le nombre et l'amplitude augmenteront avec la fatigue, en même temps que le pouls s'accélèrera et que la respiration deviendra tumultueuse et inégale.

CONCLUSIONS

On peut tirer des différentes parties de ce travail les conclusions
suivantes :

I. — Les états cataleptiques qui se développent au cours des
psychoses sont caractérisés par la lenteur, la gradation de leur invasion et de leur terminaison, par la longueur de leur durée. Leur
marche est plutôt rémittente qu'intermittente. Ils sont le plus souvent
incomplets, partiels. On leur a donné avec beaucoup de raison le
nom d'accès partiels composés.

II. — Ils coexistent avec une augmentation de la tension musculaire et un affaiblissement de l'activité psycho-motrice volontaire. Ils
paraissent dus en général à des troubles de la perception, qui abolissent la sensation de fatigue ou la rendent confuse et qui déterminent la persistance des images motrices communiquées, avec leurs
excitations correspondantes.

III. — Ils peuvent se développer dans la plupart des maladies
mentales :
   a) Dans le délire alcoolique ;
  - *b*) Dans la mélancolie ;
   c) Dans la confusion mentale ;
   d) Dans la manie ;
   e) Dans les différentes formes de la folie périodique ;
   f) Dans les délires des dégénérés. (La mélancolie religieuse semble
être une des formes cliniques où on peut les observer le plus souvent.)
   g) Dans la faiblesse intellectuelle, congénitale ou acquise (idiotie,
imbécillité, démences sénile, vésanique, paralytique). Ils méritent
plutôt dans ces cas le nom de phénomènes cataleptoïdes.

IV. — Dans l'épilepsie, ils peuvent précéder ou suivre la grande attaque se reliant soit à l'existence d'un délire transitoire, soit à l'épuisement cérébral consécutif aux crises. Certaines attaques de catalepsia simplex ressemblent absolument à l'épilepsie larvée.

V. — Dans la grande majorité des cas, l'hystérie ne prend aucune part à la production des états cataleptiques, observés dans les maladies mentales. Quand elle coexiste avec une psychose, elle peut produire au cours de celle-ci, des catalepsies hystériques typiques.

VI. — La catatonie de Kahlbaum n'existe pas. La stupeur et l'hérédité sont les causes principales des phénomènes cataleptiques observés chez les aliénés.

VII. — Les phénomènes cataleptiques peuvent être simulés par des aliénés qui obéissent à une idée délirante, à une hallucination ; par des individus non aliénés qui veulent se soustraire à une charge sociale quelconque.

Dans ces cas, la courbe myographique, les tracés du pouls et de la respiration pourront dévoiler la simulation.

INDEX BIBLIOGRAPHIQUE

Adam. — A case of melancholy with stupor and catalepsy. *The Journal of mental science*, janvier 1884.

Arndt — Ueber Katalepsie und Psychosen. *Allg. Zeitschrift f. Psychiatrie*, 1874, Bd. XXX.

Axenfeld. — Cas de simulation de catalepsie. *Société médicale des hôpitaux*, 25 nov. 1863.

G. Ballet. — *Traité de médecine*, 1894, t. VI, art. Psychoses.

Battaglia. — Sul haschich e sua azione. *La Psychiatria*, 1887, 5e ann., fasc. 1.

Benedikt. — *Wiener medicinische Presse*, 1869, nos 16, 17.

Binder. — Ueber motorische Störungen, stereotypen Charakters bei Geiteskranken. *Arch. f. Psychiatrie*, 1889, Bd. XX.

J. Bouillaud. — *Dictionn. de médecine et de chirurgie pratiques*, 1830, art. Catalepsie.

Bourdin. — *Traité de la catalepsie*, 1841.

Brissaud et **Lamy**. — Attitudes cataleptiques chez un brightique délirant. *Gazette hebdomadaire*, 1990, p. 365.

Brosius. — Die Katatonie. *Allg. Zeits. f. Psychiatrie*, 1887, Bd. XXXIII.

Chapple. — A case of catalepsy followed by epilepsy in a military officer. *The Lancet*, 9 janv. 1875.

Charcot. — *Leçons sur les maladies du système nerveux*, t. III.

Chaslin. — *La confusion mentale primitive*, 1895.

Chaume. — *De la catalepsie*. Th. Paris, 1871, n° 74.

Clary-Bousquet. — *De la catalepsie*. Th. Strasbourg, 1863.

Croundace. — Case of catalepsy from an over dose of indian hemp. *Medical Times*, 5 février 1859.

Cullerre. — *Traité pratique des maladies mentales*, 1890.

— Observation de catalepsie chez un hypochondriaque persécuté. *Ann. méd. psych.*, 1877.

Dagonet.— De la stupeur dans les maladies mentales. *Ann. médic. psychologiques*, 1872.

Dumas. — *Les états intellectuels dans la mélancolie*, 1895.

Eichmann. — Katalepsie. *Preuss. Vereinszeitung*, 1849, n° 21.

Falret. — De la catalepsie. *Arch. génér. de médecine*, 1857, 5e série, t. X.

Favrot. — *De la catalepsie, de l'extase et de l'hystérie*. Th. Paris, 1844, n° 10.

Ch. Féré. — *Les épilepsies et les épileptiques*.

Freusberg.— Ueber motorische Symptome bei einfachen Psychosen. *Arch. f., Psychiatrie*, 1886, Bd. XVII.

Paul Garnier. — *La Folie à Paris*, 1890.

Georget et **Calmeil**. — *Dictionnaire de médecine*, 1834, art. Catalepsie.

Grasset. — *Maladies du système nerveux*, 1879, vol. II.

Hammond. — *Traité des maladies du système nerveux*, 1879.

Joffroy. — De la folie choréique. *Semaine médicale*, février 1893.

Kahlbaum. — *Die Katatonie oder das Spannungsirresein*, Berlin, 1874.

Lacassagne. — *Mémoires de l'Académie de médecine*, 1868.

Lagardelle. — Catalepsie consécutive à une manie aiguë. *Annales médico-psychologiques*, 1878.

Lasègue. — Des catalepsies partielles et passagères. *Archives générales de médecine*, octobre 1865.

Léopold Lévi. — Abcès du cervelet. *Bulletin de la Société anatomique*, 1894.

Linas. — *Dictionn. encyclopédique des sciences médicales*, art. Catalepsie.

Louis. — *De la catalepsie chez les aliénés.* Th. Paris, 1875.

Marcé. — *Dictionn. de médecine et de chirurgie pratiques*, 1867, art. Catalepsie.

Mesnet. — Études sur le somnambulisme au point de vue pathologique. *Arch. génér. de médecine*, février 1860.

Morel. — *Traité clinique des maladies mentales*, 1860.

Puel. — *De la catalepsie.* Mémoires de l'Académie, 1856, t. XX.

Ritti. — *Traité clinique de la folie à double forme*, 1883.

Rieger. — Ueber normale und Kataleptische Bewegungen. *Arch. f. Psychiatrie*, 1882, Bd. XIII.

Roller. — Ueber motorische Störungen beim einfachen Irresein. *Allg. Zeitsch. f. Psychiatrie*, 1885, Bd. XLII.

Skoda. — Geschichte einer durch mehrere Monate andaunerden Katalepsie. *Zeitschrift der Gesellschaft der Aerzte von Wien*, 1862.

Svetlin. — Ein Beitrag zur Lehre von der Katalepsie. *Arch. f. Psychiatrie*, 1878, Bd. VIII.

Séglas et **Chaslin.** — La catatonie. *Arch. de neurologie*, 1888, t. XV.

Toulouse. — Stupeur cataleptiforme dans le délire alcoolique aigu. *Tribune médicale*, 8 février 1894.

J. Voisin. — Mélancolie avec stupeur à forme cataleptique. *Arch. neurologie*, 1886. — Mélancolie stupide cataleptiforme. *Gazette des hôpitaux*, juillet 1892.

— Périodes régulières d'excitation maniaque et de dépression mélancolique chez une idiote de 8 ans. *Bulletin médical,* 1894, p. 505.

Walcher. — Simulation de catalepsie chez un militaire. *Union médicale*, 1871, t. XLIV, p. 437.

Wagner. — *Semaine médicale*, juillet 1887.

IMPRIMERIE LEMALE ET Cie, HAVRE

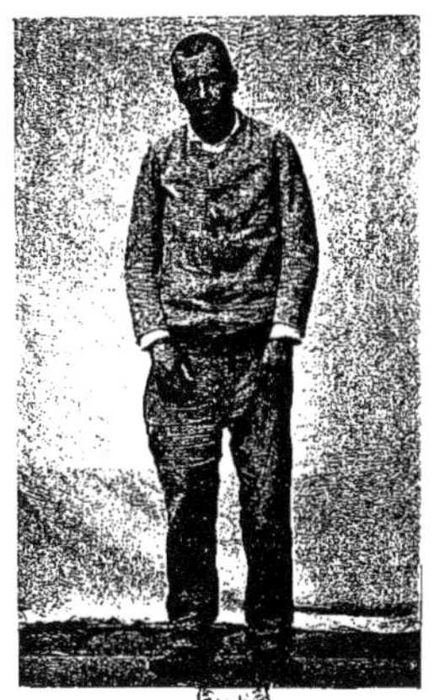

Obs. V. — R... dans son attitude ordinaire.

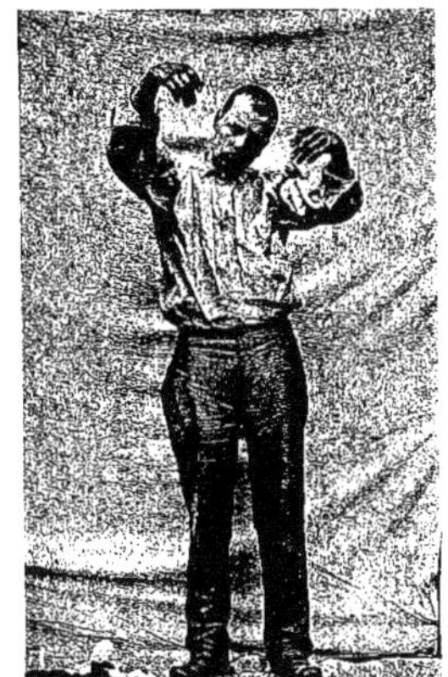

R... dans son attitude cataleptique.

Service de M. le Docteur Paul Dubuisson

Phototypie Berthaud, Paris.

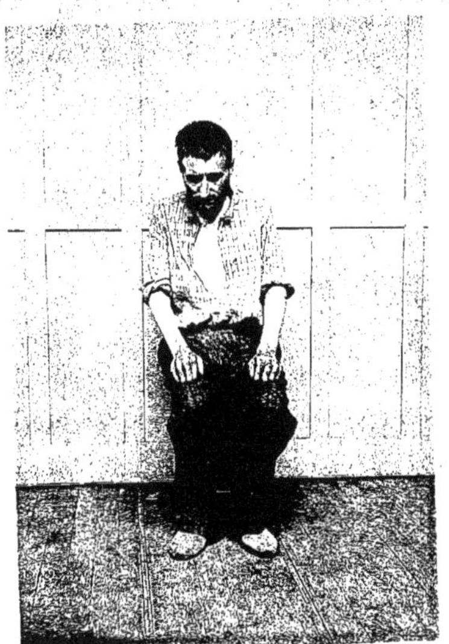

Obs. XV. — H... dans son attitude ordinaire.

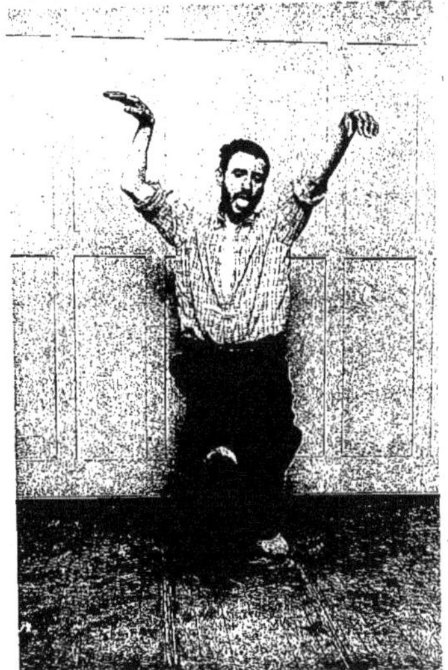

H... dans une attitude cataleptique.

Service de M. le Docteur Paul Garnier

Phototypie Berthaud, Paris.